こどものこころ

清水將之・柳田邦男
Shimizu Masayuki Yanagida Kunio
井出 浩・田中 究
Ide Hiroshi Tanaka Kiwamu

a pilot of wisdom

はじめに

子どもは、災害時には「弱者」である。この本は、大きな災害時に、子どものこころを支えるために、周りのおとなは何を考えどう行動すべきか、何ができるかについて、児童精神科医が中心となって編纂《へんさん》した書物である。

寺田寅彦《てらだとらひこ》の名言に逆らうかのごとく、この二〇年ばかりの間は忘れる暇《いとま》なく、大型災害が日本を襲い続けている。

子どもに対する災害時支援も、多くの試みが重ねられてきた。

身体的な安全と安心が確保された後の、子どものメンタルヘルスへの支援は大きな課題である。日本の児童精神科医も、大型小型を問わず災害の現地に出かけ、支援に長年取り組んできた。

子どものこころの支援は長い見守りの道のりである。

子どものこころの不調は、おとなたちがやっと一息ついて、復興に向けて歩みを始めるころを見定めたかのように、噴出することが多い。あるいは長い時間表面に出なかった心身症状が、数年後に思いがけない形で表出する可能性もある。

東日本大震災が復興の緒にやっとついた今、かつ、「次に来る大きな災害」への警告が世間でさまざまに語られている今、児童精神科医がこれまで多くの現場で得てきた教訓を広く分かち合うべく、この本を編纂した。被災地のみならず、全国の、子どもと暮らす親、子どもを対象とした職にある人たちに、子どものメンタルヘルスの基礎知識としてもぜひご一読願いたい。

さらに、「子どもにとって災害とは何か」という大きくて普遍的な理解を深めるべく、半世紀にわたり災害取材に傾注し続けておられる作家、柳田邦男氏にまとめをお願いした。

本音を語れば、このような書物の活用される日が、今後は来ないよう祈りたい。しかし地上のどこで暮らそうとも、いつか災害が襲ってくることは「想定内」の現実である。

改めて申すまでもないが、記された事例はすべて、個人を同定できぬよう改変してある。
事実（fact）ではないけれど、事例は真実（truth）を伝えていると自負している。

編・著者　清水將之

目次

子どもへのかかわりの配慮／安心、安全は親の肯定的な受け容れから／
話すまで待つ、話し出したら耳を傾けて聞く／
気持ちを受け止めることのむずかしさ／
大人のこころの回復／子どもの支援にかかわる人たち／
当たり前のことを、少しだけ丁寧にして、見守る

第四章　中期・長期のケア

清水將之（児童精神科医　三重県特別顧問）

中期と長期／支援の移行／記念日現象のこと／
遅れて芽を出す子どものトラウマ／子どもの転居／
こころの中期・長期ケアと学校／教職員にほしい視点／
養護教諭の役割／復興担当教員の存在／
レインボーハウスという存在／レインボーハウスはどんなところか／
東北のレインボーハウス／長期ケアは、どこまで続けるのか／
長い時間をかけて、ゆっくり回復した女性

第一章　被災直後、子どもたちに何が必要か

田中　究

ポイント1　最も優先されるべきことは、安心感と安全感。
ポイント2　急性ストレス反応は、単なるわがままや甘えに見えてしまう場合が多く、子どもの本当のこころは見えにくい。子どもの不安を肯定することが大切。
ポイント3　性急な判断は危険。初期の支援では「こころのケア」より「具体的なケア」が必要。

田中　究［たなか　きわむ］
児童精神科医。神戸大学大学院医学研究科准教授。一九五六年兵庫県生まれ。一九八四年徳島大学医学部医学科卒業後、神戸大学医学部精神神経科、兵庫県立こども病院精神科、沖縄県立八重山《やえやま》病院精神科を経て現職。専門は児童精神医学、精神病理学、精神療法。

阪神・淡路《あわじ》大震災以来、新潟県中越《ちゅうえつ》地震、能登半島地震、兵庫県佐用町《さようちょう》水害などの災害地で児童精神科医として活動してきた。東日本大震災でも「兵庫県こころのケアチーム」の一員として、震災直後から仙台市宮城野《みやぎの》区の避難所等を巡回。その経験を踏まえて、災害直後に子どもの置かれる状況と、最優先されるべきことについてまず語る。

最優先されるべきは安心感・安全感

地震、津波、洪水、火災など甚大な災害が起こったとき、子どもたちにとって最優先されるべきは「安心感と安全感」の確保である。

子どもにとっての「安心」とは、自分が一人ではなく、周囲の人たちに守られ大切にされていると実感できること、「安全」とは、現実社会の中で身体の危険を感じないような場所や状態を手に入れることである。

災害が起これば、人は大人・子どもを問わず、命を守るためにとにかく逃げなければいけない。岩手県の三陸海岸地域の防災伝承「津波てんでんこ」に表されるように、誰かを助けようとして共倒れになるより自分が真っ先に逃げる、自分の命は自分で守ることを求められる過酷な状況となる。

一定の周期で襲来する巨大津波への対策を想定したこの伝承を踏まえ、釜石《かまいし》市では日頃から防災への取り組みを積極的に行ってきた。二〇〇四年からは防災研究で知られる群馬大学教授・片田《かただ》敏孝《としたか》氏を防災・危機管理アドバイザーに迎え、学校において防災教育を徹底させていた。その結果、二〇一一年の東日本大震災の際に、市内のある中学校では生徒たちが先生の子細な指示を待たず一目散に走って避難、さらには隣接する小学校の児童を先導しながら高台に到達し、小・中学校に登校していた児童・生徒全員が助かった。このように先達の知恵が活《い》かされた奇跡的な例もある（経緯は、集英社新書『人が死なない防災』〈片田敏孝著〉に詳しい）。

しかし多くの場合、子どもはあまりの恐怖からどう行動すべきかわからなくなる。身近にいて信頼できる親や学校の先生とともに逃げ、安全な場を一緒に探すことが大変重要である。

安全な場が確保できると、次は安心感の確保が必要になる。この安心感は、親や親戚など周囲の大人が継続的にそばにいて、見守ることによって得られる。被災直後は特に、親も周囲の大人も茫然《ぼうぜん》自失、あるいはパニック状態に陥るが、それは子どもも同じである。

まずは大人たちが気持ちを落ち着かせ、家族や周囲の人々とつながりを持つことができれば、子どもは家族を頼りながら自然に安心を感じられるようになる。

災害が子どもに及ぼす影響についての神話

子どもたちに「安心と安全」を与えるためには、災害が及ぼす子どものこころへの影響について正しい認識を持つ必要がある。

幼いから状況がよくわかっていないだろう、深刻には受け止められないだろう、すぐに忘れるだろうなどという考えは間違っている。これは一九九三年の奥尻島《おくしりとう》での地震（北海道南西沖地震）とそれによる津波、一九九五年の阪神・淡路大震災の後になされた子どもと被災に関する研究からも明らかである。

これらの研究などを踏まえ、私たち児童精神科医が「災害が及ぼす影響についての神話」と呼ぶものがある。

- 子どもは幼すぎて、周囲で何が起こっているのかわからない
- 幼いので影響は出ない
- 子どもは自然の回復力と若さゆえの柔軟性を持ち、衝撃を吸収し、適応し、悪い結果

を残さない

- もし短期間に観察可能な反応を示さないのであれば、災害はストレスや不適応の原因ではなく、長期にわたって問題になるような痕跡《こんせき》を子どもに残さない
- 子どもが災害の現場にいなければ影響は受けない

これらはいずれも「神話」であって、現実とはかけ離れている。

子どもたちは、災害によって引き起こされた衝撃的な事態・恐怖体験・周囲の異様な雰囲気をあらゆる感覚で瞬時に感じ取り、詳細に記憶している。自己の感情や周囲の大人たちの言動に留《とど》まらず、直前の日常的出来事まで、子どもはこころに刻んでいることが多い。こうしたことは、アメリカの精神科医レノア・テアの研究で明らかとなっている。

一九七六年、カリフォルニア州の町チョウチラで、二六人の子どもたちがスクールバスごと誘拐され、二日後、生き埋めになっていた穴から子どもたちと運転手が自力で脱出するという事件が起こった。この事件後の子どもたちのトラウマ反応を観察研究したのが、

レノア・テアである。この研究報告が端緒となって、子どものトラウマ反応について幅広い研究が行われることになったのである。

衝撃的な体験は、たとえ乳幼児であっても影響を被り、災害以前には見られなかった落ち着きのなさや攻撃性などとして現れたり、発達への影響をもたらすこともある。若いからすぐ回復するだろうと考えるのは、短絡的である。

こころの傷は、擦り傷が治癒するのとはわけが違う。むしろ、若さゆえに解決したり癒《いや》したりする術《すべ》を持たず、長期的なトラウマとして抱えてしまう危険性をはらんでいる。被災体験に対する反応は、出現時期も潜伏期間も人によって差がある。ある一定の短い期間だけの結果で判断するのではなく、長い目で絶えず目を配りながら、こころの状態を見守っていく必要がある。

これらは災害を直接的に体感した子どもたちはもちろん、現場にいなかった子どもたちにも少なからず影響があることを忘れないでほしい。子どものこころの傷については第二章で詳述する。

東日本大震災での支援活動体制

ここからは、実際に私が支援に赴いた東日本大震災を中心に述べる。

私は阪神・淡路大震災以降、いくつかの被災地で精神科医としてまた児童精神科医として支援活動を行ってきた。阪神・淡路の際にも経験されたことであるが、大規模災害が発生すると、被災地の医療機関はもとより、各地にある精神保健福祉センターなどを中心とした精神保健システムも停止してしまうことが多い。これを補充するために外部から多数の支援チームが入るようになった。しかし、多数の外部チームを受け入れて適切に活用できるよう采配《さいはい》することは、被災地にとって負担が大きく、混乱が生じやすい。

混乱を避けるため、災害における「こころのケア」は被災自治体と支援自治体間で直接調整が行われるようになってきた。東日本大震災の場合は初めて窓口が厚生労働省に集約され、派遣の場所・質・量について管理が行われた。厚生労働省が情報を収集し把握した被災地のニーズに沿って活動場所を指定、そこへ支援自治体が派遣、活動を行うという形式である。

三月一一日、地震発生当日の夕方には、兵庫県障害福祉課から私が勤務する神戸大学医学部附属病院に「兵庫県こころのケアチーム派遣」について協力依頼の連絡が入った。

一三日に厚生労働省から兵庫県に対し派遣の可否についての問い合わせがあり、一四日に兵庫県から再度、協力要請を受け、受諾した。一六日には派遣人員を選出、厚生労働省からの通達で仙台市宮城野区への派遣が決まった。一八日には私たち第一班が現地入りしたので、初動はとても迅速かつスムーズであったと思う。

厚生労働省は支援チームが多職種のメンバーで構成されることを要請し、精神科医の中に児童精神科医が含まれる場合はそのことが特記されたため、児童精神科医を含むチームが交代制で数多く派遣されている。

自己完結型の支援

兵庫県チーム第一班は私を含む精神科医が二名、看護師二名、運転士一名、精神保健福祉士一名の六名で構成された。精神保健福祉士は、ロジスティシャン（連絡調整係）として、その後継続する支援メンバーの構成・物流・情報などについて、現地の状況把握作業を担当した。災害時の支援チームは薬や医療器具はもちろん、滞在中のスタッフの宿泊、食事、移動車両を自ら調達する「自己完結型」であることが求められている。私たちもワンボックスカーの窓が塞《ふさ》がれてしまうほど大量の荷物を詰め込んで出発した。

三月一八日から一週間、仙台市の沿岸部北部に位置する宮城野区の避難所を巡回した。津波被害が甚大で、蒲生《がもう》干潟、七北田川《ななきたがわ》の河口一帯が冠水し、仙台港や沿岸に隣接する工場なども壊滅的な被害を受け、死者・行方不明者も多い地域であった。

支援活動は、仙台市精神保健福祉総合センターの指示のもとで、仙台市の精神科医、臨床心理士、ケースワーカー、精神保健福祉士、保健師や看護師らと連携を取りながら行った。阪神・淡路大震災ではこのようなシステムがなかったために混乱したが、二〇〇四年の新潟県中越地震から徐々に確立され始めている。

その後、兵庫県からは、ほぼ一週間交代で、六月末まで一六のチームが派遣された。当初は六人編成だったが、五月からは四人編成で行われ、のべ七三人が参加した。

初期の支援で求められるもの

初期支援の大原則は、被災者のニーズに沿って行動することである。専門以外のことであっても、要請されれば、できることは何でも行う必要がある。

地震発生直後は日常生活の回復、維持に集中していることもあって、具体性を持った心理的ケアが求められることはほとんどない。大人も子どもも、身体のケアを優先させるのが当然である。こころのケアチームも血圧計や体温計を携帯して「体の調子はどうですか」「何かお困りのことはないですか」と巡回する、いわば何でも屋のご用聞きに徹する。実際、被災者は暑さ・寒さへの対策や食事、睡眠の不足など生活に関わる問題に直面しているので、それに対する具体的な支援が求められる。現実的な支援は大人のこころを落ち着かせ、ひいては子どもにも安心を与える。

その際の会話が緊張したこころをほぐすきっかけにはなるものの、被災時の話題には決して支援者側からは触れないことが原則である。たとえ精神科や心理療法を専門としていても、この時期の支援の目的は被災者が抱える問題に対して具体的な援助を的確に提供して、被災者の現実的な苦痛を減らすことであり、災害での外傷体験や喪失に関する詳細を聞き出すことではないのである。

特に子どもは、見知らぬ人に急に話しかけられただけで、怖がったりおびえたりすることがある。まずは周囲の様子などから介入すべきかを見極め、緊張がやわらぐような接し方を心がける。話しかけるときの距離や視線の高さ、声の大きさ、わかりやすい言葉使いなど、さりげない配慮も重要である。声をかけたり取り立てて何かをしなくても、ただそばに寄り添っているだけで十分な安心感につながることも少なくない。

私の場合、目が合った子に「やあ」とか「げんき?」などと声をかけたり、ピースサインを送ったりする（この「げんき?」は身体的、心理的な元気さを問うということではなく、「いかが?」くらいのニュアンスである）。変なおっさんが来た！　とか何しに来たんだろう?とか反応はさまざまだが、胸にぶら下げた名札を見て悪いやつではなさそうだ、支援者なのだと思えば、ほほえみを返してくれたり、話しかけてきてくれる子どももいる。

話題は、今日の昼ご飯はどんなメニューだったか、炊き出しのスリランカ風カレーは辛かったのか、どんなマンガを読んでいるかといった、ごくごく身近なものであることが多い。他愛のない話にも子どもなりの視点や感情が含まれているので、常に共感をもって傾聴している。

避難所での子どもたち

私たちが訪れた時期、仙台市宮城野区の避難所には命からがら逃げてきた子どもたちがたくさんいた。避難所をどれだけ安心と安全を与えられる場所にするか、これが次の課題になる。

ほとんどの避難所は学校や地域のコミュニティーセンターに設けられていた。学校に設けられたところでは、教室や体育館が避難所に充てられ、地域の町内会長や教師陣が運営にあたっていた。行政も運営に参加したため、安否確認や物資・仮設住宅などの必要性が把握しやすく、避難所内は阪神・淡路大震災当時よりずっと円滑に運営されているように感じた。これは阪神・淡路大震災や中越地震などの災害を繰り返し経験しながら、行政の中で生み出された機能的なシステムの賜《たまもの》なのであろう。

子どもの眼には、避難所は勉強をしなくてすむし、友達といられるし、まるでキャンプをしているかのように楽しいと映ったかもしれない。しかしそれは数日の感情で、避難所生活が長引くにつれ、風呂に入れない、騒いで遊ぶことができないなど、日常的行動に制限が生じてくる。ときには家族の前で思い切り泣いたり、親に甘えたりしたいと思っても、プライバシーのない空間ではそれもままならず、不自由な生活になっていただろう。

泣いたり、怒ったり、イライラしたりする大人たちを間近に見る。認知症を進行させてしまった老人、アルコールに依存し始める大人など、普段の生活では出会わないような人たちを目撃する。さらに、警察官や安否確認などでやってくる見知らぬ人々が激しく往来する。このような場所で子どもたちが安心・安全を実感することは、とても難しい。

その後、急速に子どもたちは避難所から親戚などの家に移っていった。避難所は狭く、混乱していたうえ、風邪やインフルエンザなどの感染症が流行し、遊び場もないため、子どもたちの心身の健康には不適切な場所なのである。しかし、こうした避難所に長期間留まらざるを得ない人々が多数いることにも、支援者は留意する必要がある。

自宅から避難所への避難

小学校高学年や中学生ぐらいになると数人のグループでたむろしていたり、やんちゃな子どもたちは避難所内で大きな声をあげたりする。

そんな中に小学校六年生ぐらいの女の子たちのグループがいた。三人が一枚の毛布にくるまりながらマンガを読んでいる。自宅が住めない状態なので避難所にいる子が二人、もう一人はどうにか被災を免れた自宅から通っている子だ。

目が合ったので「やあ」などと声をかけ、他愛のない雑談をする中で「ここは大変でしょう」と言ったら、自宅から来ている子が「おうちにいるほうが怖い。毎日余震があるし、お母さんはいつでも家から逃げ出せるようにずっとドアを開けてる。お母さんも怖いみたい。そのドアもちゃんと閉まらない（地震によって歪《ゆが》んだと思われる）し、あそこで死んじゃうんじゃないかって思うから。夕方になったら帰るけど、昼間は避難所で友達といるほうがいいの」と教えてくれた。

安心・安全が確保できる場所を、子どもなりに探しているのだ。

道路の損壊やガソリン不足など交通の麻痺《まひ》も深刻だったため、食料の調達がままならず、食事をとるため自宅から避難所に来ていた子どもたちもいた。どこから聞いたのか、隣の避難所の炊き出しではスパゲッティが食べられるといった噂《うわさ》を聞きつけ、わざわざ出向くたくましい子どもたちなどもいた。

災害の視覚的な記憶

ある種の高揚状態にある避難所生活では、子どもから老人まで、言わずにはいられないといった様子で震災時に体験したことも話してくれる。

救命救急で支援に向かったチームに聞いた話では、東日本大震災では傷病者の治療優先順位を決めて色で示すトリアージがほとんど必要ではなかったという。軽症で救急医療を必要としなかった人(緑)と亡くなった人(黒)にはっきり分かれた地域が多かったからだ。私が見ても、避難された方々は比較的、大きなケガも直ちに対応を必要とするような病気もなく、健康を損なっていない人が多かった。しかし、そのような彼らこそが、津波が押し寄せて甚大な被害を及ぼしていくさまを目撃し、記憶している。

大人も子どもも一様に、「津波は黒かった」と言う。大きな波はよくサーフィンから連想される青く美しいビッグウェーブにたとえられるが、津波は真っ黒な固まりである、と。それが家や車や木やあらゆるもの、人間までをも巻き込みながら押し寄せてきた、車はまるで木の葉のように津波の上に浮かんでいた、と話してくれる人もいた。このような光景の一部始終を、避難所となった学校から見ていた子どももいる。沿岸部の気仙沼《けせんぬま》市、石巻《いしのまき》市、名取《なとり》市などでは、多くの工場や建物を巻き込んだ大規模火災による猛火の記憶も残っているだろう。号泣する大人、興奮し怒声をあげる大人、警察や自衛隊が遺体を捜索する様子など、大人の行動を子どもたちは見逃してはいない。

聴覚体験

直接体感したことの中では、目に見える視覚的なものの他、「音」も衝撃的な体験として記憶に残る。東日本大震災の場合、地震が起こったときのドーンという音に加え、津波が襲ってくるときのゴォォォォという音など、災害の恐怖を耳でも感じ取っている子どもが多い。流された自動車がぶつかり合う音、泥水が流れ込んだ階下で冷蔵庫が天井を打ちつける音など、さまざまな異様な音が、聴覚を通して記憶に刻み込まれる。

眼は閉じれば見えることはない。しかし、耳を塞いでも音は伝わって侵入してくる。古《ふる》井由吉《いよしきち》氏は、今回の東日本大震災を踏まえて自身の東京大空襲の体験と今回の大震災を重ねた短編小説『子供の行方』（「群像」二〇一一年八月号。『蜩《ひぐらし》の声』所収）で、「防空壕《ぼうくうごう》の底にうずくまっていた間は、頭上にたいして、耳ばかりになっていた。聴覚ばかりになるということほどおそろしいこともない」と、防空壕の暗闇の中で全身が耳になったかのような体験を描いている。それほどに音は被災者に侵入し、こころに焼きつくもののようだ。

被災時の体験、記憶は千差万別

東日本大震災で津波の被害を受けた地域では、普段なら道路を走っている車が田畑の中や建物の上に打ち上げられていたり、家々が流され土台だけになっていたり、瓦礫《がれき》の中に流された家々の姿が見られたりした。かろうじて残った建物も、一階に汚泥や丸太が堆積していたり、大きな建物の屋根が真っ二つに折れ曲がっていたりする。波が引いて一段落した後は、下校中の子どものものと思われるランドセルがはるか高い木の上にぶら下がっている道、流された方の遺体が土に埋もれた状態の土地など、凄惨《せいさん》を極める場所を歩いて避難した子どもも多いと聞いた。

大人は意識的に周囲の風景から目をそらし、「避難している」ことに集中できるが、子どもは大人に手をつながれ「歩いている」状況のため、大人よりもいろいろなものを見聞きしてしまう可能性がある。そうでなかったとしても、尋常でない雰囲気は敏感に感じ取っているはずだ。

においもまた、強い身体的な記憶となる。筆舌に尽くしがたい強烈な悪臭を、大人も子どももなかなか忘れることができない。

直接的に被害を受けていない地域の人から見ると、地震や津波が来て大変だと被災地の様子すべてをひとくくりに考えがちだが、被災した方にとっては個々に体験が違う。津波だけで考えても、安全な場所で見ていた人、避難できた人、流されながらも救助された人、流されていく人を見送った人など、千差万別である。

子どもの心情を見極める際の注意点

鮮烈な印象を残し、こころが揺さぶられた体験や記憶はもちろん、それに対する感情や受けたこころの傷は、人それぞれに異なる。それゆえに、求められるケアも、子どもによって異なることを知っておかなければいけない。

東日本大震災のように地域によって被害の程度に大きな差があるような災害の場合、子どもの本当のこころが見えやすいかどうかにも地域差が生じてくる。これは被害の程度よりも、その地域の回復状況との関連が高い。

例えば甚大な被害や絶え間ない余震などで被災者の緊張が強い地域では、災害に立ち向かおうとする積極性、回復に向かって協力しようという連帯感や献身的な労働のために、一見すると問題なく元気に見えることがある。

「急性期」または「ハネムーン期」（ビヴァリー・ラファエルの定義による。災害体験を共有する人々同士が強い連帯感で結ばれる時期。高揚期とするほうが適当かもしれない）と呼ばれる被災直後の時期は、過緊張、過覚醒《かくせい》、過活動など自律神経系の興奮というハイテンション状態が続き、英雄的行動や愛他的行動が見られる段階である。このような時期は、複雑な心境を悟られまいと活発に動いている子、周りの大人に配慮して不安や寂しさなど自分の気持ちを言い出せずにいる子などに、保護者が気づけなかったりする。

非日常的な生活が続く災害時、子どものこころは刻々と変化していく。ある特定の期間だけ観察し、その子の状態を判断するのは非常に危険だという理由は、このあたりにもある。

初期に有効な大人の対応

子どもの急性ストレス反応は、単なるわがままや甘えに見えてしまう場合も多い。ただでさえ忙しい大人にとっては煩わしく感じられ、叱《しか》りたくなる場面もあるだろう。しかし、子どもが大きなストレスを受け、それをどう扱っていくべきかわからない状態にいることを忘れないでほしい。

特に、災害発生後一カ月程度（災害により時期は異なる）に適切な対応・ケアを受けると、その後のＰＴＳＤ（心的外傷後ストレス障害）などの精神的な失調の発生をある程度抑えることができると考えられている。この点からも小さな反応もなおざりにせず、子どもが安心・安全を感じられるような対応を心がけたい。

被災まもない時期の生活の中で、大人に是非留意してほしい点を以下に挙げておく。

●できるだけ子どもを一人にせず、家族が一緒にいる時間を増やす子どもが一人でいると不安や寂しさを増幅させてしまう。保護者や周囲の大人も被災者でありながら支援者として働かなければならない避難生活では、日常を取り戻すことに精一杯で子どものことが後回しになりやすいが、できるだけ子どもと接する時間を長く持ち、心身の状態を細やかに観察してやりたい。それが子どものこころの微妙な変化を見逃さない、最善のＰＴＳＤ予防策である。

●できるだけ食事や睡眠などの生活リズムを崩さないようにする

生活の乱れはこころの乱れにつながる。幼稚園や学校に通えない期間は、生活が不規則になりがちだ。避難所ではある程度スケジュールがあるものの、被災後も自宅で暮らしている子どもは大人と同じ生活サイクルになってしまいがちなので、気をつけたい。

●行動に変化があっても、むやみに叱ったりせず、受け止める

通常ならばしつけの対象となる甘えや乱暴な行為などが頻発すると、大人の神経は逆撫《さかな》でされがちである。しかし、非日常的な避難生活の中で、子どもたちは言語化できない複

雑な感情をこういった行動で表しているとも考えられるので、注意深く見守りながら対処したい。

●気を遣うがんばり屋さんの子どもには、負担が大きくなりすぎないよう気をつける

子どもによっては、必死に生活基盤を取り戻そうとしている保護者や大人たちに心配をかけてはいけないと気遣い、自身のことを話せない場合がある。特に死傷者や行方不明者が多い被災地では、自分だけ生き残ってしまった、誰も助けてあげられなかったことへの負い目から生ずる罪悪感（サバイバーズ・ギルト）や、前向きに回復へ向かう周囲の雰囲気に水をさしてしまう後ろめたさからも、こころを語らずにいる子は少なくない。そのような感情の有無も察しながら接することも必要である。

●スキンシップを増やす

だっこ、痛いところをさするなど、信頼している保護者や大人によるスキンシップは、それだけで安心感を与える効果が絶大だ。手を握って寄り添うだけでもいい。小さい子ど

もはもちろん、成長した子にも手を握る、肩を抱くなどのスキンシップを心がけたい。

● 話をゆっくり聞く

怖かったことや悲しかったことを子どもから保護者や周囲の大人に話しかけたときは、ゆっくり聞き、「心配なことがあったら何でも言ってね」「あなたはちっとも悪くないよ」「○○ができなくても恥ずかしくないよ」「お父さんやお母さんが守っているからね」などの言葉がけをする。子どもが感情を話し始めたとき、「忘れたほうがいい」「終わったことだ」などの言葉や、「がんばれ！」「負けるな！」といった叱咤《しった》激励は有効ではない。

まずは、時間がかかってもその子が話したいだけ十分に話をさせ、不安を肯定してやることが大切だ。そのうえでリラックス感を与えるような言葉をかければ、子どものこころは徐々に落ち着いてくる。

ただし、子どもの体験を聞いたり、感情表現を受け止めたり、スキンシップしたりすることは、信頼関係を持っている保護者や大人が行うべき事柄であることに留意したい。こうした人たちはこれからも長く子どもたちと関わる人々であり、子どものこれからの変化を引き受けていく人々である。外部からの一時的な支援者は、踏み込んだことまで行うべきではないことを心したい。

家庭生活における留意点

以上の他にも、家族間のちょっとした工夫で、子どものこころはぐっと落ち着いていく。夫婦間、大人同士の深刻な話し合いは、できる限り子どものいない場で行いたい。困惑した様子、激しい感情のぶつかり合いなどを、彼らは意外に忘れない。大人にそのつもりがなくても、知らず知らずのうちに話し合いがエスカレートしていき、子どものストレスの原因になることもあるので注意したい。

子どもが今後の生活の見通しなどを聞いてきた場合、わかりやすい言葉で、できるだけ説明をしてやってほしい。安心させるために安易に嘘《うそ》をついて誤魔化すことは、その説明が達成されなかったときにさらに不信感を強めてしまうことになるので、避けたい。どんなに苦しい状況であったとしても率直にきちんと説明し、お父さんやお母さんがそばにいるから大丈夫という安心感、そして一緒に乗り越えようという希望を示したい。

失ったものへの感情

震災、洪水など大規模な災害後のこころについて考えるとき、避けて通れないのが喪失体験と悲嘆反応である。

人間は通常、大切な人や物を失ったとき、それを受け入れたくないという段階を経て受け入れる気持ちが生じる。そして、それを事実として受け入れ、悲しみを感じ、多様な形で表現しながら、喪失後の変化した生活環境にこころを合わせていく。人によっては怒りや罪悪感を伴いながら感情を整理していく、つらい道程である。そしていつしか、失ったものを思い出としてこころの中に留めておけるようになる。これら一連の心理的反応が悲嘆反応である。

特に家族または周囲の人の死は大人でも堪えがたく、すべての人のこころに強く深く記憶として刻み込まれる。死の原因が災害（事故を含む）だった場合、何の前触れもなく突然であったことが、さらなる衝撃となってこころに残る。加えて幼い子どもなどは、死という現象そのものを完全には理解していないことが多く、悲嘆反応に至るまでにも時間が必要なことがある。

子どもにとっての喪失体験

人が亡くなることについては、年齢や発達段階によって受け止め方が違うと考えられている。一般的には四歳が境目で、それ以下の幼児は、死は一時的で可逆的なもの、また生き返ってくると思っていることが多い。普段から擬人化してものを考えるために、自分が望めば生き返ると考える場合もある。

多くの子どもは、五歳から九歳の間に、死んだ人とは今後会うことはできない、死は不可逆的な出来事だと認識できるようになる。しかし、それが自分自身や周囲の人に起こりうると理解するのは難しい。

中学生以降になると、ほとんどの子どもが「死」とは生物体としての人間が永久に生命活動を失うことだと理解していて、ほぼ大人と同じ考え方ができる。さらに、それが自分の身にも訪れる可能性があることも理解できる。

ただ認識には子どもによって差があり、まだ十分に理解できていないこともある。

もう二度と戻ってこないことと理解できる子どもは、死を恐ろしいものと捉《とら》え、恐怖と不安に襲われる。不眠、夜泣きなどの他に、感情を表さなくなる子も出てくる。漠然とした大きな悲しみによって集中力や意欲が低下し、ぼんやりしがち、すぐ疲れる、食欲低下などの反応が現れることもある。

反対に、怒りやかんしゃくで悲嘆を表すこともある。やり場のない悲しみは大人でもしばしば怒りとして表出されるが、まだ表現能力に乏しい子どもでは、なおさらこの傾向が強い。

行方不明についても、子どもの認知発達の段階によって理解度は異なる。幼児の認識は物への考え方と同様で、現実にその人がいるかいないかに左右されてしまう。本当の意味を理解して、会えないことを我慢するのは難しいことであるだろう。

葬儀など悲嘆の儀式

災害から時間をおかずに葬儀を迎えた家族も、時間が経《た》ってようやく迎えることができた家族もある。いずれにしても、子どもがいやがらなければこういった儀式には出席させてほしい。大切な人を失ったとき周囲の人々はどのように死者を見送り、どうやって悲しみを受け入れようとするのか。そして乗り越えるため大人たちがどう助け合っていくのか、子どもが悲嘆を乗り越えるよいモデルとなる。子どもが葬儀に出られない場合でも、子どもの様子と状況を見極めたうえで、親や身近な大人と一緒に何かしら儀式を行いたい。

線香やろうそくを灯《とも》して祈りを捧《ささ》げる、亡くなった人の写真や思い出の品を整理するなど、簡単な方法でよいと思う。写真を見ながら思い出を話し合えば、その人との楽しかった前向きな記憶を共有できる。子どもは大切な人を失った悲しみや怒りを表現するかもしれないが、できる範囲で寛容に受け止めてやりたい。

人の死にまつわる話ではないが、東日本大震災後、仙台市のある地域では約一〇年前に埋めたタイムカプセルをみんなで掘り起こし、当時どんなふうに思っていたか、生活はどうだったかなど思い出をじっくり話し合ったという。街は災害ですっかり変貌《へんぼう》してしまったけれど、自分たちはここでつながっていると再確認できたことは、喪失や悲嘆を乗り越えるきっかけになるだろう。

第二章　子どものこころのストレスとその現れ方

田中　究

ポイント1　異常な状況の中での正常な反応を、過小評価・過大評価しないよう留意。
ポイント2　子どもがトラウマによって世の中への基本的な信頼感を失わないよう見守りが必要。
ポイント3　体を使った遊びは子どものこころの回復に有効。
ポイント4　子どもにも大人にも必要な、自己効力感。

田中　究［たなか　きわむ］

プロフィールは第一章一五ページを参照。

大きな災害に際して子どもが受けるストレスを、この章ではより詳しく解説。身体の反応、こころの反応、行動の反応、それぞれを列挙。初期の反応は、異常な状況の中での正常な反応であることが多いため、ただちにＰＴＳＤと決めつけるのは危険という認識を持ちたい。また、障がいを持つ子どもの心身状態や対応の考え方も示す。

見守り続けることの必要性

子どもは誰しも人生そのものの経験がまだ少ない。災害によって抱えた不安定な感情を言葉で表現する、感情をコントロールすることなどが上手ではないため、本当の気持ち、こころが見えにくい。ストレス反応なども、災害直後に表出する子もいれば、しばらく時間を経てから少しずつ出てくる子もいる。

被災前から持っていたと思われる発達段階の諸問題が浮き彫りになり、現状に影響することもある。

子どもへの対応は災害直後に出た反応だけにとらわれず、多面的に点検し、さらには被災以前の状況とも見比べながら、冷静に見守り続ける必要がある。

子どもの身体とこころに現れる不調

震災直後から少し経過した急性期の緊迫・混乱した生活は、すべての人に強いストレスを与え、まず身体に変調が現れる。大人にも、眠れない、血圧が上がる、便秘や下痢などの症状が出てくる。子どもの場合は次のような反応がしばしば見られる。

――身体の反応

- 食欲がなくなる、あるいは食べすぎる
- 寝付きが悪くなる
- 何度も目を覚ます
- いやな夢を見る
- 夜泣きをする
- 暗くして寝ることをいやがる
- 何度もトイレに行く
- おねしょをする
- 吐き気や腹痛、下痢、めまい、頭痛、息苦しさなどの症状を訴える
- 喘息《ぜんそく》やアトピーなどのアレルギー症状が強まる
- 風邪《かぜ》を引きやすくなる

（日本児童青年精神医学会資料より）

身体とこころのつながりは密接である。身体の不調が心理状態に強く影響を及ぼしてくると、茫然《ぼうぜん》自失、無感情・無反応、パニック、平常時には考えられない行動などが見られる。これらは身体的に自律神経系が緊張し過敏な状態になっているために起こることで、体が感じるからこそ、こころにも不調が現れるのだ。特に子どもは感情を言語化するのが難しいので、日頃は見られないような行動となって現れることも多い。

さらに、ストレスによって抵抗力が低下するため、普段なら治りが早い風邪や胃腸炎が長引きやすく、重症化することもある。

子どものこころと行動の主な変化は以下のようになる。

――こころの反応

- イライラする、機嫌が悪い
- 急に素直になる

●一人になること、見知らぬ場所、暗いところや狭いところを怖がる
●少しの刺激（小さい物音や呼びかけなど）にもびっくりする
●突然興奮したり、パニック状態になる
●現実にないことを言い出す
●落ち込む
●表情が乏しくなる
●ぼーっとしている

――行動の反応
●赤ちゃん返り（お漏らし、指しゃぶり、これまで話せた言葉が話せなくなるなど）
●甘えが強くなる
●わがままを言う　ぐずぐず言う
●今までできていたことができなくなる（大人に食べさせてもらいたがる、トイレに一人で行けない）

- 保護者が見えないと泣きわめく
- そわそわして落ち着きがなくなる
- 反抗的だったり、乱暴になる
- 話をしなくなる
- 話しかけられることをいやがる
- 遊びや勉強に集中できなくなる
- 集団活動に適応できなくなる

（日本児童青年精神医学会資料より）

異常な状況の中での正常な反応

これらは、予期せぬ衝撃的な災害体験と、その後の生活の激変や不自由な生活状況から引き起こされる、二次的なストレスにさらされた結果である。子どもに限らず多くの大人にも見られる「異常な状況の中での正常な反応」であり、いわば当たり前の素直な反応である。

だから、こういった変化を何でも心理的な病気に結びつけるのは危険である。災害初期の反応のほとんどは、安心・安全が確保された生活の回復と時間経過の中で自然に消えていくものだ。日常性を取り戻すまで二、三カ月から半年間、とりわけ大規模な災害の場合にはさらに長い期間を要するかもしれない。専門家が医療として介入するかどうかは、十分に時間をかけて観察してから判断しなければならない。

障がいを持つ子どもの心身の状態

自閉症などの発達障がい、心身の何らかの障がい、てんかんなどの疾患を持つ子どもについても少し触れておきたい。

多くの人が集まる避難所生活には、障がいを持つ子どもがいることもある。障がいにはそれぞれ特性があり、言葉で心情を表すことができなかったり、ストレスを我慢できずに行動で示したりする。彼らに対するこういった知識がないことや大人たちが慌ただしい状況にあるため、彼らの心理や行動を理解してもらうのはなかなか困難であろう。

しかし、他の子どもと同様、安心・安全を与えるのは必要不可欠だ。そのために親などの保護者が子どもの状態を見極め、適切な対応を取るだけでなく、そうした子どもたちも彼らなりのやり方で回復しようと努めていることを、周囲の大人も理解し支えてほしいと願う。

被災後、障がいを持つ子どもたちにも当然、心身両面において影響が出る。身体での反応は前述した子どものストレス反応とほぼ同じである。加えて、てんかんがある子はけいれん発作が起こりやすくなるので、発作を起こした場合は医療機関を受診してほしい。

食欲低下の裏には不安感がある。また、偏食が激しい自閉症の子どもや、きざんだ食事でないと食べられない子どもは、避難生活での簡易な食品を食べることができなくて、食事量そのものが少なくなっていることがある。配慮が必要である。

もともと運動が得意ではなかったりすると、運動能力低下の問題も浮上してくる。避難生活では保育所や幼稚園、学校の閉鎖などのために体を動かすことが少なくなって、運動能力が低くなりがちだ。障がいのある子どもたちはちょっとした動作で転んだり足首をくじいたりするなど、外傷を負いやすくなっていることも忘れないようにしたい。

この他、阪神・淡路《あわじ》大震災のときに震災後に聴力障がいの度合いが進んだ子どもがいた。原因は不明だが、このように災害をきっかけに持っていた障がいが悪化する可能性もあるので、気になる反応が現れた際はかかりつけの医師などに相談してほしい。

心理・行動面への対応

障がいのある子どもは、障がいのない子にくらべると、こころのありようを表現する方法が限られている。なおかつ言葉への理解度も子どもによって異なり、行動に現れた際の問題も多種多様だ。生活リズムが崩れる、無気力になる、などはどの子どもにも見られるので、少しずつ日常の状態に戻していくようにする。

被災体験や非日常的な生活で子どもが不安を感じ、落ち着きがなくなることはよくあるが、知的障がいや自閉症を持つ子どもはその傾向がより強まる。彼らは状況を理解することと、その状況に対応することが、ともに困難なため、普段の暮らしとの違いだけに気持ちが集中し、多動、興奮、イライラなどの行動に出てしまう。

また、自閉症の子どもは普段と異なる状況であることを敏感に察知し不安感を募らせ、突然大声を出したり、興奮してパニック状態に陥ることがある。これは自閉症の特性なので、災害時や避難生活の中で起きてしまうのは避けがたい。

このような場合、言葉を理解できる子には、「落ち着かないいんだよね」などと彼らの不安な気持ちを声に出して言った後、「もう大丈夫だよ」「お母さんが見てるから心配しなくていいよ」と、安心できるような言葉をかけてほしい。さらにわかりやすい言葉で、どうしていつもと違う生活なのか、これからの生活スケジュールはどうなるのかなどを繰り返し説明するのも安心につながる。

言葉が理解できない子には、気持ちが落ち着いているときに穏やかに話しかけながらスキンシップをとり、安心していい状況なのだと話すと伝わりやすい。

パニックは周囲への配慮などから無理に抑えようとすると、かえって逆効果になることが多いので、注意が必要だ。できれば静かな場所で一人の空間と時間を与え、できるだけ子どものこころを落ち着かせるような言葉をかけ、気持ちが収まるまで静観したい。段ボールで仕切った、一人になれる刺激の少ない空間を作ってやるだけで、落ち着きを取り戻すこともある。避難所など人が大勢集まっている場所では、静かな場所へ連れ出すことが困難なことも多いが、工夫したいところだ。

奇声をあげる、徘徊《はいかい》するなどの行動は、普段の自閉症の子どもにも見られる特徴であるが、避難生活では顕著に現れることがある。夜間に現れてしまう場合、眠れないなら外へ散歩に連れて行って気分転換を図ったり、迷惑のかからない場所へ連れ出して好きにできる時間を与えることができればそうしたい。

奇声や独り言、徘徊などは、不安な感情や手持ちぶさたの現れであることもあるので、言葉かけやスキンシップで日常的に安心させるように努めたい。また、そういった行動は場所によって表出に差が見られるので、声を出していい場所と出してはいけない場所を、日中のうちに教えておくのも一つの対処法である。

障がいを持つ子どもの保護者も被災し、大変な状況であることに変わりはない。加えて、子どもについての周囲への気遣いがあって大変苦しい状況に置かれている。周りの人々の理解を得られるだけで保護者の心労は軽減される。周囲の人々はできるだけ理解をもって接してほしい。

災害ストレスが引き起こすトラウマ

災害によるストレスや悲嘆は、生活が安定に向かい、家族や周囲の人々と関わり合う中で、自然に癒《いや》されていくことが多い。しかし、心身に大きな影響を与えるような精神的ダメージ＝トラウマになってしまう場合もある。

トラウマについては、アメリカの精神科医ヴァン・ダー・コーク博士が示した定義がわかりやすいので紹介しておく。

心理的トラウマの本態は、生活の秩序と連続性への信頼の喪失である。トラウマは恐ろしい感情や経験から退却するための安全な場所を持っているという感覚が失われたときに発生する。この結果、ある人の行動はその人の生活に何の影響も与えないのだという感覚、すなわち無力感を引き起こす。

（"Psychological Trauma" 原著より田中訳）

昨日まで当たり前の普通の生活をしていたのに、ある日突然すべてが変わってしまい、明日も何が起こるかわからない。すなわち「変化しないことへの信頼感」の喪失。そして、安心・安全な慣れ親しんだ場所や人との関係が失われ、その状況を復旧させようと行動しても、何も変えることができないという無力感。これらは突発的かつ衝撃的な出来事である災害において生じる事態なのである。

これに反応して、身体、情緒、行動の変化、以前から持っていた心理的問題の悪化、精神疾患の発症など心身に変調を来《きた》すことがある。反応の現れ方は人によって異なり、心的外傷後ストレス障害（PTSD）や抑うつ状態もこの一つである。

ヴァン・ダー・コーク博士の定義によれば、こうした状況への支援とは、生活の秩序と連続性を取り戻すこと、つまりできるだけ早く日常生活を回復していくこと、安全な場所を回復すること、そして「自己効力感」を持てるようにすることである。

自己効力感とは、周りの出来事に対して自分が何らかの働きかけ、目的を達成できる能力を持っているという感覚のこと。トラウマに傷つき無力感の只中《ただなか》にいる人が、回復するために必要な感覚である。

トラウマ反応とPTSD

被災後のトラウマ反応はストレス反応同様、五〇ページで述べた「異常な状況の中での正常な反応」である。もともと人間は、異常な状況に対する回復力を持っている。子どもたちも同様であり、生活を元通りにし安心・安全を確保したうえで、家庭や保育園・幼稚園・学校で子どもたちを見守り、自分には回復できる力があるのだという感覚を持てるように支援を続けていくことが必要なのである。

それでも、中には時間をかけても回復力を発揮できない子どもがいる。日常生活に戻ってからもストレス反応が続くようであれば、ＰＴＳＤ発症の可能性を考えたい。

「過小評価」「過大評価」の危険性

子どもは保護者や大人を悲しませたくないという健気《けなげ》な思いから、トラウマについて自ら口に出さないことがある。たとえ子どもが話したとしても、子どもがそんなにひどいトラウマを抱えているとは、大人はにわかには信じがたい。行動面の変化についても、わがままになってきたなどと誤解してしまいがちだ。

さらには、大人自身がトラウマを抱えているため冷静な判断ができなくなっているなど、さまざまな理由で、大人は子どものトラウマ反応について過小評価する傾向がある。

逆に、医療従事者や心理学の専門家は過大評価する傾向がある。普段のその子の状態を知らないために被災前後を比較できない。じっくり見守って評価するだけの時間もないため、その時点での小さな反応を読み取ろうとしてしまう。職業的に見たいものを見る・探すという発見的姿勢で、病理的な解釈を与えてしまうことさえある。

専門職の人間は、子どものトラウマ反応に対して何らかの積極的介入をとる際には、もう一度よく考えてほしい。「○○のような症状はありますか?」というチェックリストなどの表現に誘導された回答になっていないか、子どもの普段を知っている保護者や教師などの周囲の大人たちが見守り観察した結果であるか。それらを検討したうえで、気になるところがあれば、専門的対処法を探すべきである。

子どもにおけるトラウマ反応の出方

トラウマ体験があった場合は、高い緊張状態が続く。眠れない、物音などに過敏に反応するなど身体の不調、体験を思い出したり危険を感じたりするような状況や場面を避ける行動、意志とは関係なく頭の中あるいは悪夢として再体験するなどは、被災した子どもであれば普通に起こってしまう反応だ。

気をつけたいのは、子どもがトラウマによって「世の中そのものに対する基本的な信頼感」を失うことである。

特に東日本大震災のように死者・行方不明者数が多い災害では、サバイバーズ・ギルトが懸念される。母親が死んだのに私は助かってしまった、お祖父ちゃんや仲の良かった友達を助けられなかった、などの自責感はしばしば強く子どものこころを締めつけ、苛《さいな》む。また、被災体験のショックから自分を守るために、記憶や感情を切り離し、まるでそれらが自分に起こったことではないかのように振る舞うこと（解離）もあり得る。

悲嘆にくれる状態は、どこまでが正常でどこからが過剰かという線引きが非常に難しい。

　こころの中で区切りをつけられなくて長期にわたって嘆き悲しみ続ける、逆に誰もが悲嘆にくれるような場面であっても表情や感情に一切表さず、何事もなかったかのように装うといった場合には、十分注意したい。これらは「複雑性悲嘆反応」と呼ばれ、子どもがすっかりこころを閉ざしてしまっている状態だからだ。

　子どもはこのような反応を一日中示すのではなく、余震のとき、家族と離れたとき、あるいは保護者や教師の前だけなど、状況や人を限定して表すことが多い。

　災害直後ではなく、一年後や二年後に問題が出現する場合もある。これには、災害が起きた日がくるたびに悲嘆状態を繰り返す、記念日現象と呼ばれるトラウマ反応も含まれる。災害が起こった日の空の様子、寒くなってきたなどという体感、学校の行事など、なんとなくその時期が近づいてきたことを覚えている身体が反応して、それに呼応するように悲嘆感情を表し、トラウマ反応を引き起こすことがある（第四章で詳述）。

　古来、日本には初七日、命日など決まった日に、同じ体験をした人たちが一緒に気持ちを分かち合いながら悲しみや苦しみを弱め、感情に区切りをつけるという知恵がある。こういった慣習に学び、災害の記憶に触れて反応を示す子どもがいれば、そばに寄り添い、その子が体験について語るときは共感をもって聞くことが、トラウマ反応をやわらげ、PTSDなどの発症を防ぐ備えとなる。

失った自信を取り戻すには

第一章で述べた安心・安全の確保に加え、先に触れたように被災した子どもの心理的回復に欠かせないのが、目標を遂行し成功させる力を持っていると実感できる「自己効力感」の回復である。

ある避難所で見た中学生らの例を挙げる。

彼らの中学校の校庭は津波に運ばれてきた汚泥やヘドロに埋まり、使用不可能になっていた。そこで、自衛隊員の協力も得て、泥の除去作業を始め、片隅に置かれていたバスケットゴールを復活させて遊ぶため、校庭をきれいにしようとしたのだ。

中学生たちはとてもよく働いていた。自分たちの活動、楽しみのために自分たちの力で片づけて、遊び場を確保する。これは、自己効力感を回復するうえでとても重要なことである。僕たちにも何かできる、できることがあると実感することが、被災で失った自信を取り戻す良いきっかけになるのだ。翌日、巡回の際に見ると校庭はすっかりきれいになっていて、生徒たちが元気にバスケットボールを楽しんでいた。

この中学生たちは避難所のボランティアとしても活躍していた。作業の時間割を作り、体が思うように動かず階下まで取りに行けない老人の食事を段ボールで作った簡易トレイに乗せて配膳したり、小学生など子どもたちの遊びの世話、トイレ清掃や人人の手伝いなど、朝から夕方までいろいろなサービスを提供していた。

これらの活動が、生徒の自発的なものなのか、避難所を管理していた教員の指導によるものなのかは聞かなかったが、人の役に立つ活動ができるということを彼らが実感していることが見て取れて、感心した。

小さな子どもたちには遊びを

統制のとれた行動ができる年齢に満たない小学生やそれ以下の幼い子どもたちにとっては、どのようなことが自己効力感につながるのだろうか。

それは遊びの充実である。阪神・淡路大震災などの経験から、被災後の子どもに与える遊びの効果は十分に立証されている。追いかけっこやかくれんぼなど、思い切り体を使う昔ながらの遊びの中で、楽しい、大丈夫だと認識することにより、失った自信を回復できる。特に小さい子どもたちは恐怖心がなかなか抜けない場合が多いので、大人の見守りの中で大いに遊べるような工夫がほしい。

避難所生活では、ほとんどのスペースが生活の場となる。場所がない、大人が見守れない、お年寄りや体の調子の悪い人に配慮してなどの理由で、遊び場を確保することが難しいことが多い。しかし、一室だけは子ども専用の場所とするなど、遊び場の確保は優先課題として工夫してほしい。

仙台市宮城野《みやぎの》区で感心したのは、私が現地入りした震災後一週間目あたりの比較的早い段階から、子どもの遊び場をどうするか議論されていたことである。地域の看護師、保健師の他、ボランティアとして参加している青年会のようなネットワークを持つ若者グループが連携し、被害が少なかった学童施設を遊び場として開放しようと奔走していた。

大人にも自己効力感が必要

災害後は大人も、二次災害への恐怖感や生活の激変、今後の生活への不安感などいろいろな要因で落ち着かない日々が続く。

大人の場合、復興に向かって積極的に立ち向かい、自己犠牲的・献身的行動をとる「急性期」は元気でも、ある時期から急に疲労感や無力感に苛まれ始める人がいる。避難所の不自由な生活によるストレスが限界に達したり、避難所から仮設住宅あるいは自宅へ移動して少しほっとしたりするころである。この時期は「幻滅期」と呼ばれ、やり場のない怒りが込み上げ、被災者同士の意見の対立なども見られるようになり、地域の連帯感が失われてしまう場合もある。

被災者であると同時に復興の当事者でもある方々の苦労は計り知れない。しかし、長期にわたって不安にとらわれた状態では、子どもに対して最優先されるべき安心・安全の確保は難しい。良くも悪くも、子どもたちは保護者や周囲の大人の言動を見聞きし、敏感に反応するからだ。

最も身近にいる保護者や教員には、困難な状況下でもできるだけ冷静に対処することが望まれる。「私には回復できる力がある」という自己効力感を持って生活する大人たちの様子を見ることが、子どもの情緒面での強い支えとなり安心感につながる。決して無理せず、上手に息抜きをしながら、良い休息を取りながら生活することもまた、子どもへの良きモデルとなる。

外部からの支援者が知っておく必要のあること

心理的な回復を速やかに行える環境を整えるうえでの主役は、被災地の人々である。しかし、混乱した被災地および避難所などでは、被災地の人たちだけではまかなえない細かな作業に対して、外部からの支援が必要になる。

阪神・淡路大震災から東日本大震災まで大小の災害における支援活動の経験や、支援についての研究・再検討を通して「こころのケア」の大前提が導かれている。それは、実に当たり前のことであるが、被災直後に「こころのケア」を被災者が求めることはない、被災者は患者ではなく自ら回復する力を持つ人々である、ということである。

被災直後にはこころのケアよりも優先して解決すべき現実的問題が山積しているうえ、それ自体、必要がないと思っている人も多い。近年は一般にもかなり浸透してきた「こころのケア」ではあるが、高齢者などにはまだまだ抵抗を感じる人が少なくない。

仙台市宮城野区での活動では最初、地元の精神保健スタッフは名札の他にピンクのジャケットを着用していたため、「ピンクの人」と呼ばれ親しまれていた。

ところが時間が経つにつれ、こころのケアへの誤解もあって、「ピンクの人」に相談する人は気持ちが弱い、みんなが辛抱しているのに情けないと言われることもあったようだ。被災者がスタッフを見分けやすいようにという配慮が、精神医学的なスタッフという特殊な目で見られる象徴と化していたのである。スタッフはジャケットを脱ぎ、こころのケアを象徴する「ピンクの人」は、「普通の人」として活動を続けた。

被災者はこころに病を持つ患者ではない。

これは私たち精神科医療の専門家をはじめ、こころのケアで支援に入るすべての人が肝に銘じておくべきことである。

眠れない、やる気が起きないなどの反応は、生活が不安定な被災者ならば持っていても当然な問題であり、このように感じながらも生活再建に立ち向かっている大多数の人は精神医学的には健康なのだ。個々の反応を直ちにこころのケアに結びつけて考えることは性急な思い込みにすぎず、生活上のストレスが改善されない時点から支援を押しつけることは、被災者にとっては「大きなお世話」なのである。

もちろん、子どもたちについても同じことが言える。まだ不安がこころに染みついている子に対して、こころのケアと称して体験を告白させるような行為は事態の悪化を招きかねず、長期間のトラウマ、あるいはＰＴＳＤを招くリスクもはらんでいる。

被災地には数々の団体が「こころのケア」を標榜《ひょうぼう》して入り込んでくる。調査研究を目的としたり、商業的背景を有していたり、中には宗教勧誘、物品販売が行われていることすらある。うさんくさい団体を阻止するため、「こころのケアお断り！」と張り紙をしている避難所さえあった。

行うべき本当の支援とは、「困っている人の助けになる、お手伝いする」という市民的な常識の延長線上にあり、困り事の解決を「お手伝い」し、できるだけ早く安心や安全を感じられるように支援し、それを見守ることなのである。

責任を持てる範囲内で支援する

支援活動では被災者から体験や心情を聞くこともあるだろう。私たちも出会った子どもたちからさまざまな話を聞いた。だからといって、その場で詳細を聞き出したり、子ども自身への過度な介入はするべきでない。

なぜなら、私たちは一時的な支援者であり、いわば通りすがりの者でしかないからだ。たとえ、話を聞いた後にその子のこころの傷が露呈してしまったとしても、責任を持つことはできない。支援者がいなくなれば、その子は中途半端に傷を掘り起こされたまま放置されることになる。

ショック体験や深い心情を聞くのであれば、その後もきちんと関わりを持ち、対応していかなければいけない。実際それは外部支援者がするべきことではなく、長く見守れる保護者や教員、周囲の大人、地域の保健師や臨床心理士、医療従事者にまかせるべきである。

外部支援者の場合、話を聞いたらその場は「そうだったんだ」「大変だったね」程度の短い返答で終わらせる。ただし会話の中で、ちょっとしんどそうだな、気になるなと思った子どもについては地元の保健師らに状況を引き継ぎ、継続的に見守ってもらうようにするべきである。

保健師は地域保健においてとても重要な役割を果たしている。仙台市の避難所には常駐または巡回している保健師がいた。体温や血圧を測定しながらさりげなく話しかけて相手をリラックスさせていくその手腕には、感心させられた。私が一緒に活動したスタッフの一人は、自身の子どもを遠方の親に預け、ほぼ休みなく働き続けていた。このように頼りになる専門職がごく身近にいることも、こころに留《とど》めておいてほしい。同時に、外部支援者は現地専門職が燃え尽きることのないよう、どのような手だてができるのか真剣に考えたい。

団体などを通して外部から支援に入る人は、地元の公的精神保健システムと連携し、その指示の下で、場の状況をきちんと見極め、子どもたちのこころに負担になったり、子どもたちが不安定になったりしないという判断ができてから活動を開始してほしい。

繰り返すが、安心・安全が確保されていない中で生活している子どもたちに、アフタ―・ケアのないトラウマ体験の聞き取りを行ったり、集団アンケート、スクリーニングなどを行ってはならない。今までの災害研究からも、そのような活動の弊害が多数報告されている。

災害が浮き彫りにする課題

災害は、個人はもちろんのこと社会が抱えてきた弱点をも浮き彫りにする。それまでは目をつぶって見ないようにしてきたことが、個人レベルにおいても社会においても露呈するのである。子どもに関することでも、家庭での不適切な養育や、学校への不適応などが顕在化することもしばしば見られる。行政機関や医療機関などの内部の、また外部との連携の不備なども露呈する。

東日本大震災の場合、多くの医療機関、精神保健福祉機関が被災したことで、長期間の機能低下を余儀なくされた。また原子力発電所の損壊と放射性物質の飛散により、地震や津波だけではない新たな不安が人々を襲った。子どものこころのケアを考えるうえでも、これらを含む未経験の事態が新たな対応の検討を必要としている。

しかし、こうした被災を契機にして、親子、家族が絆《きずな》を深めたり、思春期の子どもがボランティア精神に目覚めたり、内部のあるいは外部との連携が深まったり、今まで見えなかった良い部分が明らかになることもある。災害が教えてくれることは少なくない。このことも、覚えておきたい。

第三章　親は子どもにどう接すればよいか

井出　浩

ポイント１　多くの子どもは災害からある程度時間が経過したときに反応を示す。
ポイント２　子どもを守るためには、大人のこころの回復が重要である。
ポイント３　普段以上に、子どもの存在を認めているという肯定的なメッセージを大人が伝え、見守ることが必要。

井出　浩［いで　ひろし］
児童精神科医。関西学院大学人間福祉学部人間科学科教授。一九五二年兵庫県生まれ。京都大学医学部卒業。神戸大学大学院医学研究科修了。医学博士。神戸大学医学部精神神経科学教室などでの臨床経験を経て、九三年より神戸市こども家庭センター（神戸市児童相談所）に勤務。在任中、阪神・淡路《あわじ》大震災に遭い、災害後の子どものこころのケアにかかわる。二〇〇八年より現職。著書『触法発達障害者への複合的支援――司法・福祉・心理・医学による連携』（福村出版）など。

子どもたちが災害による傷手《いたで》を乗り越えるためには、家庭でのかかわりがとりわけ重要であるが、どのように接していけばよいのか、不安や戸惑いを感じる親は多い。

子どもは大人がある程度落ち着いたころになって心的外傷への反応を見せることがある。そのとき、子どもの気持ちを理解できず、親が苛立《いらだ》って叱《しか》りつけてしまうと、子どもを一層不安に追いやり、心的外傷を乗り越える妨げになる。そういうことのないように、本章では、筆者の阪神・淡路大震災における被災児童の支援活動を踏まえて、「親は子どもにどう接するのか、どう見守るのか」を考える。

親が戸惑う子どもの様子

子どもたちは大人に見守られながら成長する。子どもたちが災害による傷手を乗り越えるにも、大人、とりわけ親のかかわりが果たす役割は大きい。けれども、子どもを取り巻く大人も、等しく被災しており、自ら傷ついている。では、親は、大人は、被災した子どもたちにどのように接していけばよいのだろうか。

阪神・淡路大震災当時、筆者は神戸市児童相談所に精神科医として勤務していたため、被災児童の支援に直接かかわることになった。このときの経験を通して、被災した子どもと、その親たちへの支援について考えてみたい。

まず、当時よく保護者から相談された事柄について列挙してみる。

- 被災した場所（自宅や学校など）を怖がって近づきたがらない
- 突然パニックを起こす
- 災害ごっこを繰り返す

●弟妹などをいじめる（それまでしていなかったのに）
●目に余るわがままな言動
●年齢よりも幼い行動をとる、できていたことができなくなる
●学校の成績が落ちる
●自分を責め続ける
●円形脱毛など身体の症状が出る
●不登校気味になる

しばしばこれらは複合的に起こる。いくつかのケースを交えながら考えていこう。なお、個々のケースは阪神・淡路大震災の折の事例から抽出しているが、大規模災害時に子どもが受ける心傷（トラウマ）の質・種類に基本的な変わりはないことを付け加えておきたい。

【ケース1】　Aちゃん　五歳　家が怖い

五歳の女児Aちゃんの家は、激震地域に近いところにあった。家族にけが人もなく、

自宅の被害も小さかったけれど、余震も心配だったので、少し離れた避難所に行くことにした。

道中、従姉妹《いとこ》一家が車で行くのに出会い、その車で一緒に避難所に行くことになった。車の中で、Aちゃんは従姉妹と話し始めた。そのとき、両親はAちゃんがそれまで一言も話していなかったことに気づいた。

Aちゃんが通っていた保育園は、一週間ほどで再開した。Aちゃんは四、五日は通ったけれど、その後通園したがらなくなった。

自宅にも帰ろうとしない。被害が少なかったため、両親は片づけに行くのだが、Aちゃんは門の前で固まったまま、入ろうとしない。地震から二週間が経《た》って、母親と一緒であれば、家に入ることができるようにはなった。でも、数十分も経つと家から出たがる。地震のときに自分がいた部屋には絶対に入ろうとしない。

怖い体験をしたのだから、Aちゃんが親の傍《そば》から離れにくく、保育園に行きづらいのは仕方ないことだと、母親は思っている。けれど、避難所で友達と一緒になって大声で話していると、周囲の迷惑になるので、つい叱ってしまう。自宅なら気兼ねなく遊ばせてやれるし、早く元の生活に戻りたい。Aちゃんが家に帰りたがらないのをどうしようかと母親は悩んでいた。

▼日常に戻ることの大切さ

保育園や幼稚園、小学校が再開すると、子どもたちの様子は総じて落ち着いてくる。いつもの保育園や学校にいつものように行き、いつも会っていた友達や先生と、いつもの遊びをする。日常に戻ることが安心、安全の感覚を取り戻すことに役に立つようだ。

ところがAちゃんは、数日後から保育園に行き渋るようになった。

実は、再開初日に保育園で避難訓練があった。座布団を頭からかぶって皆で逃げる練習だった。そのこととAちゃんの登園渋りとの直接の因果関係を断定はできないが、学校や園からの相談の中で、避難・防災訓練をどう考えればよいかという相談は、その後もしばしば受けた。

避難・防災訓練は、災害を再生することであり、子どもによっては、不安を強める場合がある。その場で動けなくなったり、パニックになったりする子どもがいることを承知しておくこと、そのような子にかかわれるよう大人が準備しておくことが必要になる。園や学校は前もって保護者に訓練の予定を伝え、災害の記憶におびえている子どもにはその日は休んでよいと伝えるようにしては、と助言した。

▼自宅を怖がるのは正常な反応

Aちゃんは自宅に帰りたくないとお母さんを困らせた。帰りたくないというより、むしろ帰ることができないという方が正しいのだろう。恐ろしい体験をしたあとに、その体験をした場所を避けようとすることは、正常な反応であるとされている。

この両親は、自宅に戻るときにAちゃんを一人にすることはせず、家の用事をするときも必ずAちゃんを傍らに置くようにし、耐えきれず家から出たくなったときには一緒に外に出るなど、家の中にいることを無理強いせずに、付き合った。そうしてAちゃんは次第に落ち着きを取り戻していった。

【ケース2】 Bくん 三歳 苛立ち

三歳の男児Bくん。地震のときにはもう目覚めていた。電灯や棚のものが落ちてきて、部屋中散らかったが、幸いBくんも家族もけがはなかった。自宅は地盤がゆるんでいて危険だと言われ、地震直後から五日間は自家用車の中で過ごした。さらに母親の友人の家で一週間ほど世話になったあと、母方の実家で生活を始めた。

地震のあと、ちょっとした物音でも怖がるし、実際に余震があると机の下に潜り込んでしまう。母方の実家で生活を始めて一週間ほど経ったころ、Bくんは祖母を叩《たた》きにいくなど乱暴な行動が目立つようになった。かわいがっていた一歳の弟をいじめるようにもなった。外出時には、抱っこをせがんで歩こうとしない。買いたいものがあると店先でもお構いなしに大声でわめいて、我を通そうとする。

▼あとからやってくる攻撃性

Bくんは地響きの音、家具のきしむ音、食器が割れる音を聞いただろうし、電灯が揺れて落ちるのを見たかもしれない。Bくんにとってはさぞ恐ろしい体験だったにちがいない。恐ろしい体験をしたときに、人は様々なことに過敏になることもよく知られている。とりわけ、その恐ろしい体験に結びつくものには過敏になる。ちょっとした物音でおびえたり、泣き出したりする子どもは少なくなかった。まして、地面が揺れる余震は、恐ろしかった大地震を感覚的に思い出させてしまう。

おびえる子どもは、しっかり抱いたり手を握ったり、というスキンシップで親に守られていると感じさせてやるのがよい。

さて、車での五日間、友人の家での一週間を経て、ようやく自分の実家で過ごせるようになったときには、母親はほっと一息つけたにちがいない。ところがそのころから、Bくんは、祖母を叩いたり弟をいじめたりと、乱暴になってきた。

恐ろしい体験をしたあとには、攻撃性が現れることもある。自分の中にわき起こった不安、恐怖、無力感、苛立ち、悲しみ、様々な感情が入り交じって整理できずに攻撃的な行動になる。

大人にも起こることではあるけれど、特に幼い子どもは、自分の感情をうまく調整できず、端的に現れる。そして、家族全体で見れば一息つけた時期に、この感情の表出が始まっている。母親からすれば、生活がせっかく落ち着き始めたこの時期に、なぜ子どもが落ち着かないのか、困惑してしまう。

▼こころを封印する子どもたち

子どもは、大人が余裕なく暮らしているときには、こころを語ることを自ら封印することがある。今はまだ感情を出しても受け止めてもらえない、大人に聞く耳がない、と直感的に察知するようである。

子どもが攻撃的な反応を示し出すと、大人はイライラが募ってつい否定的に対応してしまったり、あるいは理由を求めて悩んだりしがちとなるが、「これまでこころを閉ざしてきた封印がやっと解けてきたのかもしれない」と肯定的に受け止め、できるだけやわらかな対応をこころがけたい。

▼わがまま

それまでは聞き分けが良かった子どものわがままも、親を当惑させる。

抱っこをせがむのは、わかりやすい。不安なときに、親に甘えようとするのは自然なことだ。けれども、弟をいじめ、弟と競い合うのは、これまでお兄ちゃんらしく振る舞っていたBくんとは思えない。欲しいものを手に入れるまで大騒ぎをするのも甘えのうちかもしれないが、これから先を考えると、わがままに負けて欲しいものを全て与えるわけにもいかない、と母親は考える。

こうした場合に、どこまで受け容《い》れればよいのか。多くの親は、悩んだことと思う。

こうした相談には、

①これまで親子の間で交わした約束を崩す必要はありません。

②とはいえ、子どもの気持ちは尊重し、頭ごなしに叱るのはやめましょう。

③子どもが親を困らせないときにしっかりかかわることで、子どもの気持ちを満たすことを考えましょう。

と助言した。家庭の教育方針はぶれないことが望ましいが、子どもに自分のすべてを拒絶されたと感じさせないこと、そして、無理にかかわりを求めなくても、親は自分を大事に思っていると子どもに感じさせることができるように配慮したかかわり方が求められる。

【ケース3】　Cちゃん　三歳半　心配な遊び

三歳半で被災した女児Cちゃん。自宅は全壊したため避難所で三カ月生活をし、ようやく仮住まいの新居に移った。以前は聞き分けの良いおとなしい女児だったが、地震以後は聞き分けが悪くなり、すぐ駄々をこねる。何かというと親にまとわりついてくる。親の気を引こうとしているようだ。

自分が腰かけている椅子を、がたがた揺すって「地震だ」と言うこともある。前はよく外で遊んでいたが、家の中で遊ぶことが増えた。お絵描きをするときには、人の絵を描いては黒いクレヨンで塗りつぶしてしまう。何か特別な意味がありそうで、母親は心配している。

母親も、「引っ越しのストレスのためだと思うけれど、すぐイライラしてしまう」と言い、また、「ちょっとした音にも驚くことがあるし、そんなときにはまた、地震とか、悪いことが起きるんじゃないかと思ってしまう」と語っている。

▼災害遊び

Cちゃんの椅子を揺する遊びは、よく言われる「災害遊び」のようだ。阪神・淡路大震災のあと、災害ごっこが子どもたちの間で流行《はや》った。流行ったというより、被災地の避難所、学校でそれぞれに同じような遊びが始まっていたのだろう。自ら作った段ボールの家を「地震が来た」と言って壊し、そして、「地震が終わった」と再建するという地震ごっこが多かったが、葬式ごっこ、中には、「あれは遺体安置所ごっこだった」と聞かされた遊びもあった。

東日本大震災のあとでは、津波ごっこといわれる遊びの話もしばしば耳にした。

このような「災害遊び」は、災害後にはよく見られることで、子どもたちが遊びを通して、災害の傷を乗り越えてゆく行為の一つではある。だが、驚いたり不快に感じたりと、対応に悩む大人は多かった。

そうした人たちからの相談には「基本的には目くじら立ててやめさせる必要はありません。自然な回復へのプロセスとして受け止めてください。現実では一方的に負けてしまった地震を、今度は自分の掌《てのひら》の中で、遊びとして自在に操ることで、地震に打ち勝とうとしているのです」と説明した。子どもたち自身で始め、子どもたち自身で制御し、子どもたち自身で終える。全てをコントロールする遊びは、こころの傷手からの回復に役立つものと考えられている。

▼災害遊びと「ポスト・トラウマティック・プレイ」との違い

ただし、どんどんエスカレートして子どもが自分で制御できない、やめられない、適当に終わらせて次の遊びに移っていけない、といった事態であれば注意が必要だ。

災害をテーマに繰り返される遊びの中には、「ポスト・トラウマティック・プレイ（post traumatic play）」と呼ばれるものがある。これは、恐怖、無力感、絶望感といった災害時の感情を伴いながら、自分ではコントロールできない形で繰り返される遊びと説明されている。今また、同じ恐怖を味わっていて、あらたにこころに傷を残す遊びである。

このような遊びであるとわかったら、繰り返しこころを傷つけることのないように、まず、傍らに寄り添い、今は災害は起こっていないこと、安全だということに気づかせ、災害のない今の状況に則した遊びに導いていく工夫が必要になる。長引く場合は、専門家に相談するのがよい。

▼黒いクレヨン

Cちゃんのように、大人から見るとぎょっとするような絵を描くケースは多い。これも、本人が描きたいように描かせて、説明してくれるなら話を聞く、といった形で、災害遊びと同じくゆるやかに対応したい。

要は、子どもから発せられている思いをそのましっかり受け止めることである。間違っても無理やり絵を描かせたり、描いた絵について無理やり説明させたりしないように心したい。

【ケース4】 Dくん 一二歳 中学生になる春

小学校六年生の男児Dくん。もともと勉強にまじめに取り組む元気な男の子だった。地震のときには、本棚が倒れてきて頭にあたったけれど、少し腫《は》れた程度ですんだ。

地震直後から避難所に行き、一カ月を過ごした。避難所にいるとき、夜中に地震の夢を見て飛び起きたことがある。眠っている人を踏みつけてしまったので、ちょっとした騒ぎになった。本人は恥ずかしそうにしていた。

自宅に帰って二週間が経ったが、一人で寝るのが怖いのか、父親の横で寝ている。父親と一緒でも寝つきにくそうにしている。父親がトイレに起きると必ず気づいて目を覚まし、Dくんもついて行ってトイレの前で待っている。夜ゆっくりと休めていない。

勉強好きだったのに、集中して勉強できなくなった。学校のテストの点数が前よりも下がっている。それに、一日をなんとなく元気ない様子で過ごしている。仲の良かった弟にもすぐけんか腰になる。母親が買い物に行くときには、「お母さんを守ってあげる」と言って、必ずついて行く。お母さんを守る、というけれど、母親の布団にもぐり込んできて一緒に寝る夜もある。

▼怖い夢と退行

震災後、恐ろしい体験を夢の形で繰り返し思い出した子どもは大勢いた。地震の夢とは限らず、「怖い夢」を見ることもある。震災後五カ月で行ったある保育所での聞き取り調査では、二割強の子どもが悪夢を経験している。

怖い夢を見ることは、つらい体験である。そんなとき、幼児であれば、落ち着かせようと母親はしっかりと抱きしめるにちがいない。親の腕にしっかり抱かれ、からだのぬくもりを感じて安心できる体験は、子どもたちの回復に役立った。しかしDくんは、もう一人で寝るのが当たり前の年齢になっている。幼児のように抱きしめることは、親もするまい。

また地震があったらどうしようという恐怖、一人でいることへの心細さがあるのは理解できる。大人でも、気持ちが疲れたとき、何か失敗したとき、情けなく思ったときに、誰かに甘えたい気持ちがわいてくるのに気づくことがある。幼い子どもに限らず、誰でも子ども返りをすることがある。

このような状態になることを「退行」と表現する。Dくんの場合、不安な夜には親の傍でないと眠れないというのは、年齢を考えると明らかな退行現象である。

けれども、もうすぐ思春期になろうという年齢なので、その退行も素直にできなくなる。

夜、母の布団の中に潜り込んでくることがありながら、母の外出について行くときには

「お母さんを守るため」と理由をつける。自分が守ってもらいたいと感じているにちがいないのだが、それを許せないこころの働きには、もう子どもではないぞ、というメッセージを感じる。

この母親は、もうすぐ中学生になる男の子が母と一緒に寝ることに多少戸惑いを感じながら、大地震のあとだからと受け止めていた。

子どもの年齢が高くなると、親も幼児のようにはかまわなくなる。だが、その年齢に合った形で大人と安心して過ごせる時間を、大人から用意する方がよいときがある。手伝いを頼み、できたことを誉《ほ》める。してくれたことに感謝する。そうしたことは、年長の子どもにとって、回復に役立つ経験となる。

▼集中力の低下と無力感

恐ろしい体験は、集中力の低下や無力感を生じさせるとも言われている。

集中力の低下が勉強の妨げになるのはわかりやすい。無力感も同じく、勉強への意欲をそいでしまう。自分には何もできない、という思いは、新しいことに挑戦する気持ちを失わせてしまう。

勉強は、日々新しいことへの挑戦であるから、勉強に取り組むことがむずかしくなるのも、こころの傷を受けたあとでは自然なことである。ところが、勉強ができなくなって、成績が下がると、大人が叱らなくても、子どもは自分自身で情けなく思うようだ。災害のための無力感から生じた成績不良が、子どもの無力感を一層増幅させることになるという悪循環を引き起こす。

「集中して、やる気をだして」が、災害のためにできなくなっていることは、Dくんのように被災直後であれば理解してもらいやすい。けれども、無力感が長引く場合もあって、親にとっては、どう理解してよいか頭を悩ませることになる。

【ケース5】 Eくん　六歳　喪失体験

六歳の男児Eくん。激震地域にあった自宅は全壊してしまい、弟が家具の下敷きになり、病院に入院した。弟は重体で両親が付き添うことになり、数日の間、Eくんは親戚に預けられた。

弟は、入院したときには既に危篤状態だったが、周囲の大人はそれをEくんに伝えることができていなかった。どう伝えればよいか決めかねていたためだ。そのまま病院で亡くなったが、その後数日して弟の死を聞かされたとき、Eくんは大声を上げて泣き出した。そして、たまたま地震前日に父が弟を叱ったことを持ち出して、「お父さんが怒ったから……」と、弟の死を父の責任だと母に訴え始めた。

Eくんは父親が大好きで、よく遊んでもらっていた。大好きな父親をなぜこんなに責めるのか、母親はどう受け止めればよいかわからず悩んでいる。地震のときには夜勤で不在だった父親は、自分が家にいれば子どもを死なさずにすんだのではないかと自分を責めている。地震から一カ月が過ぎたが、両親ともに気持ちの整理がつかず、仕事に手がつかない状態である。

▼死の理由

大切な人を失うことは、大きな傷を残す。大事な弟を失ったことは、Eくんにとってとても大きなことだった。

死をどのように捉《とら》えるかは、年齢によって異なる。幼い段階では、現実的には何の因果関係もないことに、死の原因を見つけようとすることがある。父親が弟を叱ったこと、それはおそらく普段と同じように注意しただけのことであっただろうが、そのことを、Eくんは翌朝の死に結びつけた。そして、大切な人を亡くしたことへの怒りを父親に向けてしまった。

かわいい息子を亡くした両親の思い、こころの傷手は計り知れない。Eくんは、そんな状態の父親を責めた。Eくんとしては父親本人が憎いわけではなく、幼い理解の結果である。そして、父親も自分自身を責め、その様子を見守る母親も、自らを責めている。

家族一人一人の思いは、当事者以外にはわかりようのないものだろう。相談の場では、両親に、Eくんが父親を憎んでいるわけではないこと、今は、その気持ちを受け止めるしかないことを伝え、両親の苦悩に寄り添うほかなかった。

兵庫県の資料には、阪神・淡路大震災の際に九歳以下で亡くなった子どもの数は二五二人、そのうち四歳以下は一二二人という数字が示されている。東日本大震災の数字では、九歳以下は三九一人とされている。我が子を奪われた多くの保護者の方たちの思いはいかほどのものであったか、その思いに寄り添うことの必要性を痛感する。

【ケース6】 Fくん 三歳 テレビ報道を見て

三歳の男児Fくん。自宅は被害の少ない地域にあった。家の中は散らかったものの、建物の被害はなかった。地震のあった五時四六分には、地震で目を覚ましたFくんが激しく泣き出したので、母親がしっかり抱きしめたという。

その日、少し離れたところで自営業を営む父親は店の片づけに忙しく、母親は落ち着かぬ気持ちのまま、Fくんを小学生の兄にまかせて家の片づけをした。子どもにかまう余裕がなかったと、母親は言う。昼間は、Fくんは兄と一緒にいつもと変わらずよく遊んでいた。夕方、家でテレビを見始めたが、どのチャンネルも地震の報道ばかりだった。火事や崩壊した建物などの悲惨な情景が映し出されていた。

その夜、Fくんは火を消すまねをしたり、「火事が〜」「地震が〜」と呟《つぶや》きながら、部屋の中を歩き回った。大好きな母親に飛びついてくることもない。帰ってきた父親が抱っこをしようとしても身体を硬くして、「親の顔もわからないのか」と心配になるほどの様子だった。気持ちを切り替えさせようと好きな玩具《おもちゃ》を与えても遊ばない。食事を与えてもしっかり噛《か》むことをせず口に含んだままでいるので、涎《よだれ》がだらだらと出る。その夜、Ｆくんは殆《ほとん》ど眠れなかった。

翌朝、かかりつけの小児科医を受診した。その助言に従って、スキンシップをしっかりするようにした。父親も、店を開けられないこともあって、家にいて子どもたちにかかわった。こうしてかかわりを増やしているうち、三、四日するとＦくんは落ち着いてきた。

それから一週間経った。前に比べると元気がないことが母親にとって気になるところである。「もう地震は来ないから大丈夫」と伝えたいのだが、地震のことを話題にしてもよいものか悩んでいる。

▼視覚的な情報の影響

テレビは、被災地外の人たちに様々な情報を伝えてくれる。そのこと自体には、支援の手を増やす働きがある。けれど、同時に、現実に災害に遭ったのと同じような体験をもたらすことがある。

被害の小さい地域でも、報道が引き金となって災害に対する反応が現れることを、Fくんの例は教えてくれた。

災害による恐ろしい記憶は、感覚的な記憶として刻み込まれると言われている。もともと視覚からの情報提供システムであり、極めて感覚的に情報を提供するテレビは、言語的な情報を提供する新聞紙面よりも、できごとの恐ろしさをずっとリアルに伝えるのだろう。

▼安全を伝えることのむずかしさ

大災害のことを子どもと話し合うのは、子どもからその話題を出すまで待つのがよいと考えられている。恐ろしい場面に向き合う力が子どもの中で回復してくる前に話題にすると、恐怖に圧倒されて、重ねて傷ついてしまう恐れがある。

けれども、大人たちが子どもには聞かせまいと気遣いをしすぎると、子どもに、地震や津波のことは話してはいけないのだと感じさせてしまうことになる。これでは、子どもの方から話し始める機会を奪ってしまう。

災害の話題をタブーにせず、会話の中に自然に出てきたときに、子どもがどのような反応をするのか、注意深く見守ることが大切になる。思い出して怖がるのであれば、まだ話題にすることは避けた方がよいということだ。

災害への恐怖や不安を言葉で解消することを急がずに、生活の中で安心して過ごせる感覚を子どもたちにしっかりと感じてもらう。親は、こういうことを大事にするように努めたい。

また、F君の父親のように積極的にかかわる父親の存在が、子どもに大きな安心感を与えるものであることも忘れてはならない。

【ケース7】 Gくん 一一歳 何の心配もなかったのに

小学校五年生の男児Gくん。地震のあと、避難所生活も経験したが、親を困らせることもなく、弟の相手をしたり避難してきていた友達と遊んだりしていた。おかげで、母親は家の片づけに専念できた。学校が再開してからも元気に登校を続け、何の心配もかけずにいたGくんを、母親は震災にも負けない強い子だと喜んでいた。

ところが、震災から九カ月後、Gくんの頭に、十円玉くらいの大きさの禿《はげ》ができていることに、母親が気づいた。それでも、いつもと変わらず登校し、弟たちの面倒をみている。地震のあとからずっとがんばり続けていたのかもしれない、もっとGくんのことを気にかけておけばよかったと、母親は振り返った。

▼身体を通した救助信号

小学校高学年から中学生ぐらいの年齢で、地震直後からの混沌《こんとん》とした時期を、元気に子どもらしく遊びながらくぐり抜けた子どもは大勢いた。子どもたちは遊びを通して不安を解消していく。中には、不安を発散しようと少し元気すぎるぐらいに遊び回った子どももいる。

そんな元気な子どもの中に、震災から八、九カ月経ったころに、円形脱毛が生じた子どもや、チックが始まった子どもがいた。同じような時期、学校に行けなくなる子どももいた。

年齢が上がるにつれて、子どもたちは、大人に頼らずに苦難を乗り越えようとする。けれども、全く頼らずにいれば、どこかで疲弊してしまうこともあるのだろう。Gくんの円形脱毛症は、地震から九カ月経って、ようやく身体が救助信号を出した例と言ってよい。

こうした子どもたちの多くは、地震に対する恐怖心、集中力の低下、攻撃性など、こころや行動を通して現れる反応が地震直後にはほとんど見られなかった子どもたち、大人から見ればとても元気で心配のない子どもたちであった。

【ケース8】　Hさん　一四歳　疎開先から帰って

中学生の女児Hさん。自宅は全壊し、すぐに再建するめどが立たず、県外の親戚を頼って家族ぐるみで疎開した。疎開先の中学校に通いながら、半年ほど過ぎ、元の家の近くに住む場所が見つかって帰ることになった。

疎開先の学校では皆が気にかけてくれて、楽しく過ごせていたが、逆に「気を遣われていると、かえって疲れる」こともあったので、Hさんは神戸に帰って、以前からの友達と話したり遊んだりできることを楽しみにしていた。

ところが、戻ってきて数週間経ったころ、朝になると、おなかが痛くなったり、体調を崩して、学校に行きにくくなってきた。なれない土地で過ごした疲れだろうと母親は思っていたが、時間が経っても、なかなか登校できるようにならない。友達のところに戻ってきたのに、かえって元気がなくなったHさんを見て、母親は不思議でならなかった。

▼疎外感

被災して、自宅を離れなければならないことがある。家屋や環境が全く住めない状況での疎開もあり、より安全で安定した生活を求めての疎開もあるかもしれない。一緒に楽しいときを過ごし、ともに被災した友人・仲間から離れてゆくことは、Hさんにとってどのような意味を持ったのだろうか。

疎開先では、被災地から来たHさんを、子どもたちも教師も隣人も受け容れようとしてくれた。そうした場では、「避難してきて受け容れてもらう人」として、気を遣うことも多かったのではないか。安心で快適な疎開先の生活の中で、疲れたHさんがいたのだろう。

では、生まれ育った被災地へ戻ってなぜ、元気をなくしたのだろうか。

何か皆と違う、とHさんは感じたという。地震後、被災地に留《とど》まった友達は、被災地の中で、建物が取り壊され、また再建されるなど復興の様子を見てきている。その時間の流れを経験していないHさんは、「友達が震災後のいろいろなできごとを話している場では、独り取り残され、仲間に入れないと感じた」と語った。

子どもへのかかわりの配慮

自我同一性（アイデンティティ）の概念を提唱したことで知られる精神分析家、E・H・エリクソンは、その心理社会的発達理論の中で、生まれたばかりの赤子が基本的信頼という感覚を得てゆくのは、身近にいる大人に世話をされる体験を通してであると言う。

子どもは、大切にされることで、自分のまわりにあるもの（それは人であり、社会ということになるが）が自分の生命を守ってくれる存在であると感じる。そして、大切にされることを通して、自分には守られるだけの価値がある、社会の中で存在する価値があると、感じていく。この感覚を基本的信頼といい、これが、子どもの健やかな成長を支える。

このように考えると、どのような災害であれ、安全をおびやかされた体験は、子どもの中に自分の存在を否定される感覚を引き起こし、子どもの健やかな成長に揺さぶりをかけることになる。

安心、安全は親の肯定的な受け容れから

災害は、子どもたちの命を奪おうとし、守られているという健やかな成長に必要な感覚を、子どもたちから奪ってしまう。

そうであるなら、子どもへのかかわりは、まず、「自分は守られている」と、子どもが感じられるようにすることから始められなければならない。そのことが子どもの存在を肯定し、基本的信頼を回復することにつながる。

地震のときに泣き叫ぶ幼な子をしっかりと抱きしめる。抱かれた子どもが感じた安心感は計り知れない。けれど、災害後の混乱の中では、いつも抱きしめてやることはむずかしい。そのようなときは、常に大人が傍らにいるだけでもよい。それだけで子どもは安心を感じることができる。

年少の子どもほど、退行などの反応を早く示す。できていたことをしてもらいたがり、

いつもかまってもらいたがる。そうした退行反応を親が受け容れ、応じてくれたことが、つまり、大人がいつも傍にいて世話をしてくれたことが、子どもの回復に役立った。

話すまで待つ、話し出したら耳を傾けて聞く

少し年齢が上がってくると、自分の様々な思いを聞いてもらうことも、自分の存在を認めてもらえるという感覚に結びつく。

これは大人も同じであろうが、身の回りの些細《ささい》な事柄であっても、聞いてもらうことで、子どもは受け容れてもらえたと感じる。まして、つらかったこと、怖かったこと、すごくイライラしたこと、腹が立ったことなど、災害の際に感じる様々な感情を聞いてもらうことは、子どもにとって回復につながる大切な体験になる。子どもたちが話し始めた場合、しっかりと耳を傾けることが周囲の大人に求められる。

けれど、つらい体験にまつわる気持ちは、その気持ちを表現する準備が整って初めて語られ始めるものだと理解しておかなければならない。

阪神・淡路大震災の際には、絵を描くことがこころのケアに良いと報道された。それを

聞いて、画用紙とクレヨンを渡して地震の絵を描かせようとした母親から、「子どもは地震の絵を描きたがらない。そこで、好きな絵を描くように言うと、地震と関係のない絵を描き始める。こころのケアのためにはどうすればよいか」という相談があった。同じような思いをした親も多かったのではないだろうか。

「無理やり描かせる必要は全くありません。絵を描きたいときに自由に描いてもらい、その絵を受け止めてください」と答えた。絵も会話もおなじだと考えてもらいたい。いろいろな話を聞いていくうちに、核心が自然と語られるようになる。

気持ちを受け止めることのむずかしさ

気をつけることはまだある。

前述のように、子どもは、聞いてもらえそうなときを待って話し始めるものである。子どもが話し始めることを可能にするためには、聞くことのできる態勢を大人が作らなければならない。けれど、大規模な災害では親子ともども被災しており、生活再建に奔走する大人の側に受け止める余裕はないのが普通である。

そのような状況で、どうしたら子どもが話せる場面を作ることができるのか。広域災害の抱える問題の一つである。

また、こんな影響が出てくることもある。

大人も被災していると、災害の話を聞くことがつらくなることがある。子どもが語る災害の話に、大人のこころが揺れ動くことになる。こころが揺れると子どもの話に落ち着いて耳を傾けることはむずかしい。大人のこころの傷がいやされないと、子どもは自分の気持ちを語れないことになる。

大人のこころの回復

子どものこころのケアと言いながら、相談に応じるときには、常に親の気持ちを聞き、親を支えることにも配慮してきた。けれど、阪神・淡路の震災後五年目のアンケート調査に応じてくれた母親からの回答に、「親の方が震災を引きずっています」という内容をいくつも見て、親への支援がどれだけできていたかと考えさせられた。

筆者が勤務していた児童相談所は、子どもを対象にした機関である。通常のかかわりの中では、親の抱える問題をも取り扱うことは当然のように行われている。しかし、震災後の子どものこころのケアでは、一人一人の問題に時間をかけてかかわることができない現実があった。そのために、かかわる優先順位を判断したが、その判断の中に親の不安への配慮を加えることができていなかったのではないか。

大きな災害に際して、親と子のこころの支援をどれだけ広げることができるかが、これからの課題と考える。

子どもの支援にかかわる人たち

子どものこころの回復を担うのは親だけではない。子どもにかかわる全ての場で、安心を感じ、受け止めてもらうことによって、基本的信頼を子どもたちに再確認してもらわなければならない。しかし、ここにも災害の影響は現れる。保育士や教師などの専門職も被災しているからだ。

新潟県中越《ちゆうえつ》地震の際、ある保育園で保育士と話す機会があった。その保育園は、地震の翌日から保育を再開した。子どもたちにとっては実に喜ばしいことであっただろう。しかし、保育士も被災しており、出勤できない人もいた。限られたスタッフでの運営は、彼らにとって負担であっただろうが、子どものためにという思いが、疲れた心身を支えていたようだ。

保育の周辺の雑用を引き受ける、あるいは、保育の補助に入る等々、子どもにかかわる職場の職員に向けた様々な支援があれば、子どもたちへの支援も、より充実したものになるのではないか。

当たり前のことを、少しだけ丁寧にして、見守る

子どものこころの回復を求めるには、基本的信頼の回復が必要である。

そのために必要なことは、安心、安全であり、受け容れてもらえる感覚であり、それらを通して子どもたちが自らの存在価値を確信できることを目指す。それが子どもの支援だと述べてきた。

けがをして泣いてしがみついてくる子をしっかりと抱きしめてやる。してはいけないことをしているときには、叱りもするが、一方で良いことをしたときにはしっかりと誉めて

やる。お手伝いをしてくれたときには、「助かったよ、ありがとう」と感謝の気持ちを子どもに伝え、子どもが自身を他人の役に立つ存在であると感じられるようにする。子どもが何かをなし遂げたときにはともに喜び、子どもの力を認めてやる。

なによりも、親にとって、かかわる大人にとって、その子ども本人が大切な存在であると伝え続ける。

こうしたかかわりは、子どもが健康に育つために平生から求められていて、災害後の支援の場だけに必要な、特殊なことがらではない。

災害に遭って子どもたちは自らの存在価値に疑問を感じている。このようなときは、否定的なメッセージの方が、肯定的なメッセージよりも、子どもたちには届きやすい。だからこそ普段以上に、「大人たちは君たちの存在を認めて見守っているよ」という肯定的なメッセージを、丁寧に伝えることが必要になってくる。

災害のストレスへの対処に終始するのではなく、子どものこころが健康に育ち続けることを目指すのが、災害後の子どもへの支援であり、それは、子どもの健康な成長のために普段から求められているかかわりを、より丁寧にしたものだと考えている。

第四章　中期・長期のケア

清水將之

ポイント1　中期ケアでは、不安・恐怖・悲嘆が再燃する〝記念日現象〟に留意する。
ポイント2　学校は日常を取り戻すのに重要な場である。教師、養護教諭の役割は大きい。
ポイント3　長期ケアでは、子ども自身のテンポで現実と対面する場所を社会が用意する必要があり、本人が喪失体験を「物語化」して自分のこころと折り合いをつけられるようになることが大切。

清水将之［しみず　まさゆき］

児童精神科医。一九三四年兵庫県生まれ。六〇年大阪大学医学部卒業、同大学院修了。医学博士。名古屋市立大学医学部精神科助教授を経て、三重県立こども心療センターあすなろ学園園長。三重県特別顧問（子ども・家庭局）、日本子どもの未来研究所所長、三重県立看護大学理事などを兼務。著書に『災害の心理――隣に待ち構えている災害とあなたはどう付き合うか』（創元社）、『子どもの精神医学ハンドブック』（日本評論社）など。

本章では、中期・長期にわたる子どものこころの支援について提言する。とりわけ、災害で孤児・遺児になった子どもたちが心身ともに健全な成人期を迎えられるよう、社会全体による見守りが望ましい。災害孤児・遺児サポートの基本システムと具体例を挙げる。

中期と長期

中期、長期といっても、一定の期間が定められているわけではない。第一章で語られた初期のケアに続く時期が中期であり、長期とは数年（時には、十数年）にわたる見守りの期間と、とりあえずは考えてもらうことにしよう。

小学校の一年生でさえ、（封印していることはあっても）被災記憶を生涯持ち続ける子どもたちであることを、おとなは計算に入れておかねばならない。心理学では、成人期まで保たれるもっとも古い記憶は四歳ころのもので、それも、大災害など危機的な状況由来のものであることが多いという。

この章の終わりに記す事例ほど劇的ではなくとも、災害体験が子どもの育ちにあれこれ影響や課題を残すことはありうる。何年にもわたることだから、周囲のおとなは、災害と子どもの変化との関連がしだいに見えにくくなってゆく。それは、人の世の自然なことではあるとしても、地雷を踏んだとき（古いトラウマが弾《はじ》けたとき）、誰が気づき、ケアにつなげてゆくか、今後の大きな課題である。

支援の移行

初期には、外部からの災害支援が次々と入ってあれこれ手伝ってくれる。これは、数カ月で収めるべきだというのが、災害支援では常識になりつつある。

阪神・淡路《あわじ》大震災の場合は一月一七日に発生し、二カ月半で年度末を迎えたこともあり、これを機会に各種救援者は戻っていった。自衛隊も四月中に撤収した。筆者が関係した日本児童青年精神医学会の児童精神科医派遣も、三月末日で終わりとした。それ以降の仕事は、現地、すなわち自らも被災者である地元の専門家に委《ゆだ》ねられることになる。

当時、撤収と移行が早すぎるのではないか、と実はいささか不満な思いを隠し抱いていた。しかしその後、自然災害への支援にいくつか関与した経験から、今ではそれは正解だったと考えるようになった。第二章でも述べられているが、長い見守りは地元での継続性、一貫性が大切であるからだ。

東日本大震災では、精神医療・精神保健に関連する支援については、厚生労働省が統括し、同一都道府県が同一地域へ、人員を入れ替えつつ継続して支援する方途が作動した。

これは、災害支援の方法論における大きな進歩である。

たとえば、宮城県のカウンターパートとなった自治体の一つが兵庫県である。兵庫県は一九九五年の大震災時の経験を活用し、多くの部署から人員を派遣して多様な支援を実施した。地方行政の各分野においても、同様の継続性・一貫性が成立したようで、市町村単位での相互協定もあった。

厚生労働省が統括する、都道府県・政令市の精神保健福祉センター単位の支援は、職種や人員が把握され、滞在期間も明確で、業務はチーム単位で継続されていった。この中には精神科医や保健師や精神保健福祉士など多職種が含まれる。

しかし外部からの支援がいつまでも続いていれば、どうしても被災者はそれらの援助へ寄りかかるようになっていく。人情というものである。

とりわけ、東日本の大災害のように異質な災害が重層し、被災地が広大な場合は、初期支援を必要とする期間が長引く。数カ月を経過した段階でも、地区によって初期支援と中期支援の段階とが並存していた。長引けばその分、中期ケアへの自立的移行に困難が生じてくる可能性も想定しておかねばならない。

記念日現象のこと

中期ケアで大切なのは、第二章でも触れた「記念日現象」と名づけられているものへの配慮である。

災害から一周年の日ともなれば、被災地では追悼式などさまざまな記念式典が開催される。合同慰霊祭が催され、遺族代表の挨拶《あいさつ》に参加者一同が涙することにもなる。大型災害であればあるほど、数週間前からマスコミが騒ぎ始める。

頑張り始めていたおとなたちも、一斉に一年前の気分に引きずり戻される。記念日当日にトラウマ反応を初めて示す人もある。こういった、不安・恐怖・悲嘆が節目節目に再燃することは、記念日現象と呼ばれている。

筆者の同業者である友人は、子ども時代に珍しい体験をした。

彼は、小学生のころ、庭に彼専用の離れを建ててもらい、勉強部屋兼寝室に使っていた。ところがある年、最近はともかく、当時の日本ではまれにしか起こらなかった竜巻が一帯を襲った。

めったにない種類の自然災害に、近隣は騒いだ。通過後には皆が一斉に街路へ出てきた。もっと騒ぎを大きくしたのは、彼の離れが跡形もなく失せてしまっていたことである。安否を求めて人々は懸命に探し回った。しばらくすると、少し離れたところに飛ばされていた離れの自室から、彼は傷ひとつなくトコトコと歩いて出てきた。家族はもちろん、近隣の人たちも狂喜した。

念のためにと小児科へ入院させられ、いろいろと検査を受けたが身体に異常はなく、一週間後に退院となった。彼は、この一週間は子どもにとってパラダイスだったという。学校へ行かなくてもいいいし、皆が玩具《おもちゃ》や本など次々に見舞いを持ってきてくれる。ベッドから離れることは許されなかったけれど、好きなように毎日を過ごしていた。

そして元の生活が始まった。人身被害がなかったので、近隣の生活も落ち着いてきた。ところが翌年のある日、彼は突然パニック発作に襲われた。急遽《きゅうきょ》連れて行かれた小児科では、どこにも異常はないという。そのとき、彼の頭に前年の記憶がよみがえった。それはちょうど竜巻に襲われた一周年の日であった。本人も、両親も、その日であることに思いが至っていなかった。

それから毎年、その日が近づくのを彼は恐れるようになった。長じて精神科医になり、PTSDという言葉はまだなかったけれど、自分はあの恐怖体験を引きずっていることを理解した。以来、初老期に至る今日まで、頓服《とんぷく》として効果のある精神安定剤とニトロ剤を、彼は常時持ち歩いている。

小学生でも、世間がさほど騒がない自然災害の場合でも、こうした「記念日現象」は起こりうることを記憶に留《とど》めておきたい。もっと幼い子どもにも同様のことが生じる可能性を配慮したい。

この記念日現象は、一年後に限ることではなく、二年後でも三年後でも、いつでも起こりうる。とりわけ周囲の騒ぎが増す特別な時期、たとえば災害後一周年や五周年、といった時期には、テレビ報道番組の見せ方などへ十分な配慮が必要だ。

遅れて芽を出す子どものトラウマ

大きな災害が起こっても、ごく一部を例外として、子どもたちは当初意外と落ち着いている。時として、屈託なく走り回っていたりもする。「家が焼けてしまった」とケロッとした面持ちで語った小学生の言葉に、担任が動転した例もあった。子どもの心傷反応（PTSD）で、直ちに医療を必要とする事例は、それほど多くない。

それは、遅れてやってくる。

二〇〇〇年三月末に北海道有珠山《うすざん》が大噴火し、地元虻田町《あぶたちよう》（当時）では一部地域を除いて九割以上の住民に避難指示が出された。噴火の数日後に筆者は北海道の児童精神科医に電話連絡し、全国児童青年精神科治療施設協議会として支援できることはないかと尋ねた。しかし、週末ごとに児童精神科医と心理士が現地を訪問しており、大きな問題を示す子どもも見当たらないので大丈夫、との話であった。

北海道の医師から応援依頼の電話がかかってきたのは、同年一〇月初めであった。子どもたちが落ち着かなくなり、ざわついて仮設学校での授業が困難になってきたという。そこで日本児童青年精神医学会は、五年前の神戸で子ども支援を経験した児童精神科医二人を派遣し、教員たちへの研修に当たらせた。

第一章、第三章にも記述されているが、被災当初、親や周辺のおとなたちは困惑・混乱・苛立《いらだ》ちの気分に陥り、険しい顔つきをしている。そのような時期には、子どもたちは、懸命に不安をこらえ我慢している。おとなの危機的状況を直感して、甘えることのできるおとなが今は存在しないと判断するのである。

たとえば、自宅を離れて児童養護施設での生活を余儀なくされた子どもが、取り敢《とあ》えずは大丈夫かなと判断したおとなを相手に乱暴や反則行為を繰り返す《試し行動》を示し始めるまでは、極めて「いい子」でいることがある。これとも通底する態度・行動なのではないか。

こういうことは、赤子がこの世に誕生する際、天から授かってきた生存のための知恵であろうか、と思われる。子どもが持つ《天与のしたたかさ》とでも表現しておこうか。

半年、一年と過ぎて、程度の差こそあれ、生活の目途も一応立って、頑張るしかないと親たちが考え始めるころ、子どもたちはようやく、みずからに課していた《禁欲の枠》を緩め始める。

ぐずり、乱暴、不登校、反抗などなど、年齢によってさまざまな表出法があり、復興へと走り始めたおとなたちの足を引っ張る。

この時期に、児童精神科医、保育士、臨床心理士などの大きな出番があると考えられる。

学校教育運営の問題と受け止めれば、教職員や養護教諭の課題でもある。わが子に気がかりなところがあれば、親だけで考えたり悩んだりすることなく、これらの職種の人々に相談してほしい。

子どもの転居

中期にさしかかると、子どもの居住地移動についても配慮が必要となる。

小学生だけ遠方の祖父母にしばらく預けるとか、一家でしばらく被災地から避難するといったことは少なくない。

中期に入ってもまだ自宅に戻ることができない場合は、移住となる。親もそうだけれど、子どもはとりわけ、新たな生活の場所、人間関係、風土などへの適応に苦労することになる。方言など言葉の問題や、放射線にかかわる風評被害なども心配である。

そういったことを理由に、子どもがいじめの対象となったり、偏見や場合によっては差別の対象とされることだってありうる。

福島県では放射線被害が加わったこともあり、多くの家族が強制的に居住地を放棄させられ、かなり広い地域へ移住していった。被災後一年と少し過ぎた時点（二〇一二年五月一日現在、文部科学省調べ）で、被災を理由に転校した国公私立の小中高生の総数は一万八三四七人、うち県内転校生六〇三一人、県外転校生一万二三一六人。この数字は、岩手県総数一一四七人、宮城県総数四三一三人と比較して圧倒的に多い。

これから長期にわたってどうなるか。転居先における家族の孤立、生計の不安定、情緒の揺らぎは、子どものこころを直撃する。そのような子どもを受け入れる地域、学校、学級では、特段の配慮が求められることになる。

こころの中期・長期ケアと学校

ここからしばらく、学校や教職員の役割について述べる。何故《なぜ》なら、子どものこころの回復に、学校や幼稚園・保育園が果たす役割は巨大だからである。

どのような災害であれ、学校がまず一番にするべきことは児童・生徒の安全確認と確保である。

次には当然、学校業務の再開である。

子どもにとって日常生活を取り戻すことは、自己効力感を回復するために必要不可欠であり、そのためにも早期の学校再開が急務である。また学校は、教職員が子どもたちを見守ることで、家庭生活の場だけでは見えなかったこころの動きなどを発見できる場所でもある。避難所となる学校は多いが、神戸の場合、事がうまく進んだ学校、すなわち避難者との対立を防ぎ、授業を早く再開できた学校には、共通するところがあった。

普段から地域住民との交流が維持されていたことである。商店街で自治組織があるとか、古老が活躍して昔からのだんじり（山車・楽車）を持っている地域などで、日ごろから学校ぐるみで地元住民と積極的に交流していた学校長たちは、よい関係を保つことができていた。

また、神戸市は一九六五年より幼稚園・小学校・中学校を地域住民に開放する施策を進めてきた。その結果、地域住民による「学校施設開放運営委員会」の代表に校内施設の鍵《かぎ》を預けている学校がいくつもあり、九五年の大地震の折には、避難所開設への動きが円滑に行なわれた。このような動きは、今では全国の多くの自治体に広がりつつある。

仙台市の例では、東日本大震災の後、小学校、中学校、特別支援学校、幼稚園を含む一九七校のうち二二校が校舎の一部または全体が一時使用できない状態になった。しかし多くの学校は、他校での間借りや合併で授業を再開した。その際は転校扱いにせず、元の学校名、クラス編成を維持しながら授業を行なっていた。これはとても重要なことである。たとえ間借りしても、元の学校の名前を使用することは、子どもたちの帰属意識と、復興への意欲を保つことにつながる。

限られたスペースを有効に使う二部授業や、短縮授業・合同授業・往復のバス内での授業など、あちこちの学校でさまざまな工夫が行なわれた。入学式や卒業式の日程も大幅にずれた学校が多かった。そこでもさまざまな努力が注がれた。

いずれにしても、混乱の中で、ハネムーン期と呼ばれる、災害後数週間の興奮期のうちに、いちはやく避難所の自治運営を提案できた学校では、スムーズな共存が実現されていた。校長職の指導力とコミュニケーション能力が問われる場であろう。

東日本大震災では学校滞在中に被災した子どももいるので、学校そのものに怖さを感じる子がいても不思議ではない。教職員と保護者が共同して学校が安心・安全な場所だと感じられる工夫をしながら、ゆっくりと日常を取り戻すことが求められる。

教職員・保育士等にほしい視点

教職員・保育士等は、被災の前と後で一人ひとりの子どもに何か変わりがあるかどうか、さり気なく観察することを続けてほしい。混乱した生活の中で元気すぎる子も、一応は要観察である。はしゃぐことでこころの痛手を隠蔽《いんぺい》している可能性はないか、とも考えてみたい。

また、子どもの言動を長期的に、災害との関連において眺める習慣を身につけることが期待される。

何でも災害と結びつけるとか、甘やかすといったことでは、これは決してない。危機的な状況に遭遇すると、子どものこころに「痕跡《あと》」が残る。大きさ深さは子ども一人ひとりで異なっているが、今育ちつつある子どもたちの変化と向き合うにあたって、災害の痕跡という事実に留意したい。

災害後には、これまで以上に、児童相談所・家庭児童相談員・地元開業医・警察少年課・保健所など、校外の組織や職種との協業が増える。双方がそれぞれ多忙を極めている。

その現実を頭に入れて、できるだけ具体的な情報交換を心がけたい。

また、保護者にも、教職員のこうした事情についての理解と協力が望まれる。

養護教諭の役割

学校での中期・長期ケアに関しては、養護教諭の担う部分が大きい。

養護教諭は一九四七年以来、すべての小・中学校（特別支援学校を含む）に配置されている。戦時と敗戦後の混乱で国民すべてが飢えており、子どもの体力も著しく低下していた。そのような子どもたちへの配慮から、この職種は法制化されたのであろう。当初、主たる業務は、在校生の身体的健康を掌握・推進することであった。

しかし近年では、学校精神保健の担い手として、こころのケアを主な業務とする職種へと変貌してきている。児童・生徒も、また保護者側も、担任や校長とは別の親しみをもって接することができる学校スタッフなのである。幼稚園と高校は必置義務がないけれど、高校は養護教諭を置かずにはやってゆけない現実にある。

子どもは日々育ち続けている存在であることを、こころある養護教諭はよく知っている。

大災害後、日常生活に一応の見通しがついてくるにつれ、前述したように遅れてやってくる心傷の表出がある。

「もう三年生なのに、おねしょが始まった」などといった、被災前には見られなかったさまざまな心配事が出てくる。そういった場合の相談先として、養護教諭を活用してほしい。「そういったことは退行現象といって、異常な状況における正常な反応を子どもが示しているのですよ」と説明してくれ、「親が手をつないで安心させて寝つくようにしてはどうだろう」「紙パンツをこっそり使わせることで三年生のプライドをまず保ってやってしばらく様子を見ましょう」といった具体的なアドバイスを提供してくれるであろう。

それでも気がかりな事情が続くのであれば、養護教諭と一緒に、専門家を探すことにしたい。

また、養護教諭は、息の永い見守りのために、被災した一人ひとりの子どもに関する情報を持つことが大切である。パソコンなどで、氏名、学年、家屋の被害状況、親の被災状況、被災前と被災後の親の就労状況、など情報を一元管理しておけば、数年を経ても多様な知見を容易に検索できる内部資料となる。移動、転出などのアップデートも忘れずに行ないたい。

そして、とりわけ親を亡くした子どもたちについては、定期的に少なくとも年一回、一人ひとりの現状を把握し直すようにしたい。その際、次のような情報の記入が望ましい。

- 登校状況
- 注意集中度
- 学業成績の変化
- 友だち関係の変化
- 粗暴になっていないか
- 口数の増減
- 居住場所の変化（避難所→仮設住宅→転校、など）

ただし、これらは極めて重い個人情報だから、情報管理には細心の注意が求められる。

子どもの転校や進学時に、先方の学校に機械的にこれらの情報を申し送る、というようなことは断じて避けねばならない。

必要な情報を適切に伝達・共有できるか否かは、平生から地域内で同業者間の連携がどの程度維持されていたかにどうかにかかっている。新潟県中越《ちゅうえつ》地震の際には、ある地域の養護教諭十数名が集って被災児の事例検討を行なった。それが契機となって、自分たちの技量を練磨するためにも、年間三回の事例検討会が未だに続けられている。

復興担当教員の存在

これまでの常識では、子どもたちのこころのケアは、学校においては各教職員の担当とされてきた。しかし、大規模災害の場合は、自身や家族が被災していることも多い教職員たちは、そこまで手が回らない、あるいは余裕がないことも多い。

阪神・淡路大震災のときには、授業も学級担任も免除されて児童・生徒のこころの支援に専念する「復興担当教員」（復興担。その後「阪神・淡路大震災に係る心のケア担当教員〈心のケア担当教員〉」と改称）が、一九九五年度から被災地の小・中学校に配置された。爾後《じご》、兵庫県大地震を体験した子どもたちのこころの揺れを、柔らかに息永く支え続けてきた。

で二〇〇九年度の制度終了までに配置された教育復興担当教員は延べ一六七一人となった。

東日本大震災でも、二〇一一年度に定数を超える「加配教員」一〇八〇人が文部科学省から予算化されて配置された。しかし、広大なエリア、膨大な学校数という事情から、教職員の確保も含め、かつての兵庫県のような効果はまだ見られていないようだ。東北の被災地でも、今後の拡充を期待したい。

何故、この復興担当教員が機能するのか。

子どもが心傷を受けたとき、その子なりの時間を費やし、周りからの手助けを受け、その子の心傷を表現する（語る）ことが可能になる時期がある。そこまで待ち続ける根気が、中期・長期ケアでは求められる。こころのケアの専門家でなく教職員の立場で、そういった気がかりな子どもの世話に気長に専念するという方策で、子どもが学校生活を離脱することなく回復していくことが可能になるのである。

このようなときにこそ、まだまだ元気な退職元教員を臨時採用するのが宜《よろ》しい、と筆者は考える。さまざまな経験を持っていようし、このような火事場に役立つ人材を計画的に選択することも可能である。中越や阪神・淡路で被災と復興を体験した人は、教頭や校長を経験して、大方退職しつつある。このような人たちを臨時教員として採用し、適切に配置すれば、有効性が高まるのではないか。

家族を喪《うしな》ったとか、自宅が全壊（全焼、流失）したという経験を持つ子どもは、年齢にかかわりなく、こころの傷が深いと考えよう。そのような子どもには、いつもキミを見守っているよ、と声に出さずとも発信し続ける人物を、ぜひとも配置したい。家族以外の第三者が客観性を持ってケアにかかわり続けることの意義は大きい。

レインボーハウスという存在

子どもにとって、最大の災害被害は、「親を奪われること」である。災害の種類にはかかわりない。単発の交通事故、労働災害、犯罪被害も、大地震も違いはない。

そのことに気づいた組織がある。それは、神戸の大地震で親を亡くした子どもを、徹底して探し出した「あしなが育英会」（本部：東京　http://www.ashinaga.org）という任意団体である。

この団体は、阪神・淡路大震災の数日後に神戸へ職員二名を派遣した。公的機関へ問合せたところ、地震で他界した子どもの数は公表したものの、遺児や孤児の人数は調査する予定すらないと、告げられた。

それでは自分たちで遺児の調査をしようと行動を開始した。各町の丁目ごとに日々新聞で公表されていく他界者のうち、二〇から五九歳の人たちの住所や家族の避難所を探して尋ね歩き、遺児の有無を探り、地図を塗りつぶしていった。ローラー作戦であった。

こうして被災地全域を足で巡って、親を亡くした子どもは五七三人、そのうち、孤児（両親とも他界）となった子どもが一一〇人であることを突き止めた。

このようにして見つけ出した「親を亡くした子どもたち」に見舞金を届け、あしなが育英会が行なっている奨学金の手続きを伝えた。震災から二カ月半後の春休みには、子ども（五七人）と保護者（三九人）を一泊二日で有馬《ありま》温泉へ連れてゆくという、骨休めの集いも行なった。

同じ年の八月、兵庫県北部の海水浴場香住《かすみ》でキャンプを行なったとき、「思い出を残そう」とスタッフが呼びかけて、トーテムポールを作ることになった。横長の白い板に子どもたちは思い思いに絵や短い文章を描いた。このとき、小学校五年生のかっちゃんは、赤・青・緑・黄の四色で夜空にかかる虹《にじ》の絵を描いた。しかし彼はほどなく、赤の部分を黒く塗りつぶしてしまった。背景はもちろん夜空として真っ黒に塗りつぶされている。「黒い虹」の絵であった。

この衝撃的な表現に出会って、あしなが育英会は、財政支援だけでは駄目だ、こころのケアを継続しなければいけないと決断した。

そして、継続の場として、神戸市東灘区《ひがしなだ》に「レインボーハウス」を建設する計画を立てた。子どもたちのこころの駆け込み寺である。経緯は『黒い虹――阪神大震災遺児たちの一年』（廣済堂《こうさいどう》出版）と題する書物として刊行されているので、ここでは詳細に触れない。それから後の資金集め、スタッフの訓練、候補地選び、施設内部の在りように関する一〇〇回ほどの討論など、大変な苦労が続いた。

レインボーハウスはどんなところか

神戸レインボーハウスは、一九九九年に、阪神・淡路大震災で親を亡くした子どもたちのこころのケアを行なう施設として開設された。四〇〇坪の土地に五階建てのビルである。

ハウスには、共用スペース以外に、円形のソファがある「おしゃべりの部屋」、サンドバッグがあって思い切り暴れることができる「火山の部屋」、一人きりになれる「おもいの部屋」などが配置されている。

つらくなったときのシェルターや駆け込み寺としてだけ機能しているのではない。年齢別にグループに分けられた子どもたちは、月に二回ここで開かれるグループタイムに参加する。レインボーハウスのスタッフ及び、講習を受け資格を得たファシリテーターと呼ばれるボランティアが、彼らを見守る。

さまざまな遊びをともにし、おしゃべりを愉《たの》しむことができる時間を提供する。

春休みに行なわれるスキーの集い、夏休みの海水浴キャンプ、ある大学の馬術部が毎年招待してくれる乗馬の集い、一泊二日の農業体験など、いろいろな催しが行なわれている。遠隔地に住んでいるためにグループタイムには参加できない遺児たちも、これらの催しには参加できる。そのようなときにも、話し合いの機会がある。

震災から五年ほど過ぎたころであろうか、子どもたちに簡単なアンケートに答えてもらった。多くの子どもたちが「もう震災の話を聞くのはいや、話をするのもいや」と書いた。

しかし、「レインボーハウスでは、別」と書いた子どもが数名いた。どれほどつらい体験を味わった子どもでも、同じ体験を共有している子どもたちだけの間であれば、安心して語ることが可能になるようだ。

おしゃべりの時間には、時として「来週の日曜日は母の日だね。今日はお母さんのことを順番に話そうか」とケア・スタッフが提案するというような仕掛けが挿入される。ただし、遊びでも話し合いでも、「パスする権利」は常にしっかりと子どもたちに保障されている。このように、年単位のゆったりした時間をかけて、厳しい体験と直面する機会を子どもたちに提供してゆく。

けっして、強制しない。急がない。

やがて、子どもたちは《親の死》を言葉で表現することが可能になり始める、仲間内だけで。そのように言語化することが可能になると、語りを越えて文章化することへとスタッフは導いてゆく。

子どものトラウマに対する長期ケアを系統的に行なったのは、恐らく、神戸レインボーハウスが本邦では最初であろう。

レインボーハウス設立にあたって技術指導を受けた、米国オレゴン州のダギー・センターという、親を亡くした子どものケア施設（無料）がある。ここで研修を受けた人々によって運営されている施設が、米国では二〇〇カ所を超えるという。

わが国ではなかなかそのような広がりが見られなかった。ボランティアの捉《とら》え方、宗教観、寄付というものの考え方など、文化背景の差異もあるのであろうか。しかし、認定NPO法人の規制緩和が進められつつある。そうした動向がこの領域へも波及してくることを期待している。

東北のレインボーハウス

神戸での経験を踏まえ、あしなが育英会は東日本大震災発生から一カ月後の二〇一一年四月一一日、仙台市に東北事務所を開設した。直ちに、神戸と同じ方法で避難所や学校などを訪問して災害により親を亡くした子どもを探し出し、二〇一二年二月一三日までに、見舞金（返済不要の特別一時金）一人二〇〇万円を二〇〇五人の子ども、学生に届けた。そのうち、一八歳未満で親を亡くした子どもは一六九八人（行政把握よりも九八人上回っていた。一二年二月二八日、あしなが育英会発表）。

続いて、被災地に数カ所のレインボーハウスを建設しようと計画し始めた。ファシリテーターの養成講座も開始している。しかし三・一一の大災害は被災地が広く、岩手県では被災地が分散しているので、どこに開設すればいいのかと判断しかねている。とりあえず、一二年一月に土地と建物を借用して、石巻市《いしのまき》にレインボーハウス建設準備室を設置した。また、陸前高田では、二〇一一年九月に海抜六〇メートルばかりのところに借地して、トレーラーハウスを設置した。二〇一四、五人は宿泊できる広さがある。遺児の家庭訪問を行なう基地として使用を始めたが、二〇一二年春からは、不定期に遊びの集いを開いて遺児たちに参加してもらっている。

しかし、人員、子どもたちの交通の便、その他の事情により、神戸で行なってきたような、定期的に開催する子どものケア・プログラムは始められていない。

長期ケアは、どこまで続けるのか

寝入るときに不可欠であった熊の縫いぐるみ（心理学では「移行対象」と呼ばれる）を失

った。これは三歳児にとっては大変な喪失体験である。しかしそれは、加齢や成長とともに忘れられていく。思い出すことや語られることがあっても、笑い話で済ますことができるようになる。

しかし、親を亡くした、友だちが目の前で津波にさらわれたなどの激しい喪失体験は、日々の生活で思い出すことはなくなっても、終生忘れることはない。「医学的治療」によって消すこともできない。

では、どうするか。

子どもには、専門的・治療的な援助ではなく、その子自身のテンポで、問題を回避することなく、厳しい現実に直面するためのサポートが必要なのである。こういったことは家庭ではなかなか困難なため、そのような場所を社会に用意しておきたい。「客観的になれる他人がかかわる」「愛ではなく親切を武器にする」「その子の生涯にわたって支援できる」ことがポイントである。

そうして、喪失対象とのこころのつながりを、その子が納得できるような姿で、新たに記憶の中へ織り成してゆくよう、体験を物語化して自身と折り合いをつけていくことができれば、無理のない乗り越えは可能になる。

気持ちを整理するこのような作業は、おとなであっても、当事者本人だけで進めることは難しい。

まして、子どもでは無理というものである。こころを開放することなく成人し、おとなになってから心傷が弾けることもある。子どもが厳しい心傷を抱え込んだとすれば、誰か伴走者が、途切れることなく手助けし、成人式を安定した気持ちで迎えることができるように援助し続けたい。

長い時間をかけて、ゆっくり回復した女性

心傷も悲哀も、人さまざまである。回復・自立に長い時間がかかったからとて、その子、その人が弱いなどと、個人の資質に関連づけて理解してはならない。それは、レフ・トルストイが、「幸せな家族はどれも同じように見えるけれど、不幸せな家族はそれぞれに不幸の形がある」と、『アンナ・カレーニナ』の冒頭に語っている通りなのである。

この章の最後に、一二年という長い時間をかけて回復したケースを挙げよう。

希代子が神戸で大地震に遭遇したのは、小学校六年生のときであった。親子三人で川の字になって寝る暮らしをしていた。ところが地震の前日、念願だったベッドが届けられ、その夜から勉強部屋に一人で寝ることになった。激しい揺れで天井が落ちてきて、身動きが取れなくなった。揺れがおさまって、「パパ、ママ」と呼んでみたけれど、応答はなく、周囲は森閑としていた。呼んでも返事がなく、助けにも来てくれないのだから、両親は〈駄目〉なのかなあ、と子ども心に感じていたという。

彼女の推測は不幸にして的中した。

家屋の倒壊を免れた、近所の母方祖父母宅で育てられることになった。

震災から二カ月半で中学生になった。中学の三年間は友だちを作ることもなく、部活に参加することもなく過ごした。どこにいても無口で無表情。たまに口を開くと、「パパとママのところへ行きたい」と言うのみで、祖父母は不安を強め、途方に暮れていた。幼な心にも、生き残った者の罪障（サバイバーズ・ギルト）を感じていたのであろうか。

徒歩で通える距離に住まっていたせいもあろうか、レインボーハウスで月二回催される震災遺児・孤児たちの〈集い〉には、休むことなく参加していた。しかしレインボーハウスでも、催事に参加しても、希代子の無口・無表情には変わりがなかった。これという目的もなく、皆が行くからというほどの理由で高校へ進学した。

ここで、転機が訪れた。

あしなが育英会では以前から、死亡理由にかかわりなく、親を亡くした高校生を夏休みにキャンプへ誘って数日の時間を共有していた。希代子も、スタッフから強く勧められて、これに参加した。

そこで、同年輩の若者たちのさまざまな思いを聞かされ、自分だけではないのだ、似たようなつらさをさまざまな形で苦しんでいる若者がいるのだ、という安堵《あんど》感のようなものが、彼女の内に芽生えたようだ。

「震災孤児というレッテルがうっとうしかった」と、ポツリと語ったのも、このころであったか。

高校二年生夏のキャンプで、彼女が自らのトラウマにはめてきた箍《たが》が外れた。キャンプファイヤーを囲んで、涙ながらに自分史をしっかりと語ることができた。仲間も涙しながら真剣に耳を傾けてくれた。

この夏を境に、希代子は自分の進路を具体的に考えるようになった。レインボーハウスのスタッフともあれこれ相談し、母親が子どもの世話をする職業だったことから同じような道をと、保育士になるべく短大入学を目指し、本格的に勉強へ打ち込むようになった。ピアノの練習も、レインボーハウスで始めた。いつの間にか、祖父母と日常会話を交わすようにもなっていた。

短大を卒業して保育士資格も取得し、保育園に就職した。

あしなが育英会には、企業からの寄付、芸能人、運動選手などの協力がある。遺産を寄付するよう遺言状に書き込んでくれている人も少なくない。

しかしレインボーハウスの運営経費や遺児奨学金の一部は、遺児たちが街頭に立って募金活動して経費を集める。金額はともかく街頭募金は、共通のつらさを持っている青年たちが、こころを一つにするという営みでもある。高校生になってから、希代子も街頭募金活動に参加していた。

やがて募金活動仲間の男性と恋に落ちた。二〇代半ばで結婚した。懐妊した。夫は大喜びだった。

だけど、希代子は、子どもを産むとはどういうことか、母親になるとはどういうことか、子どもが登場して新たな家族が成立してゆくイメージを抱くことができなかった。

夫はあれこれと語りかけたけれど、理屈では理解しても、希代子にはイメージが湧《わ》いてこなかった。ことあるごとに「ママがいたら、教えてくれたのに」と嘆いていた。胎動を感じるようになっても、この〈わからなさ〉に変わりはなかった。本に書いてある「おなかの子に対するいとしさ」がわからない。

出産予定日が訪れても、陣痛が起こらず、過熟を心配した産科医は帝王切開を選択した。「おめでとう。元気な女の子ですよ」という助産師の声も、希代子の耳にはうつろにしか響かなかった。縫合が終わって、一件落着と産科医がホッとしたとき、希代子はパニックに陥った。

「ママに会わせて」

と希代子は絶叫した。幼子のように叫び続ける彼女の手を、助産師がしっかりと握り続け、気分の収まりを待った。

退院して、親子三人での暮らしが始まった。会社が忙しくて夫の帰宅は遅い。昼間は赤子と希代子の二人での生活であった。母乳を飲ませ、日ごとに表情が豊かになってゆく娘をまじまじと見つめている間に、希代子はしだいにわが子の可愛《かわい》さを感じられるようになり、いとしさを実感できるようになっていった。両親との突然の死別から一二年がたっていた。

三〇歳を前にして希代子は二児の母親となった。現在は育児と保育士としての勤務とを両立させて、こころの安定した生活を送っている。

希代子のように、しっかりと立ち直るのに一二年も要したのは、被災児全体からみれば、まれである。しかし、子どもの災害被災に対する中期・長期支援を行なう場合には、このような例もありうることを、周囲は常々視野の一隅に留めておく必要がある。

敗戦後五〇年を経てようやく、戦地体験や被爆体験を語り始めた人が少なくなかった、そういうこととも通じるように思える。

被災した子どもたちは、さまざまな形の心傷を蓄え込んでいる可能性を考えておきたい。せかさぬがよいけれど、つらかった体験を内なる言語に移し変え、喪失体験を物語化することで制御できるよう、長期の支援を用意しておきたい。

第五章　子どもにとって災害とは

柳田邦男

ポイント1　子どもが放りこまれた災害を「被害の形」「もたらされた悲劇の実態」という視点で整理してとらえる。

ポイント2　恐怖体験と喪失感によるトラウマに苦しむ子どもたちへの理解が重要。

ポイント3　子どもの未来に大人は責任を負う。子どもの柔軟な可能性を積極的に引き出す方法・環境を作りたい。

柳田邦男［やなぎだ　くにお］
作家。一九三六年栃木県生まれ。六〇年東京大学経済学部卒業。NHK記者を経て作家活動に。戦争、公害、事件、事故、医療等さまざまなテーマでノンフィクションや評論を執筆。二〇一一年五月より、政府の東京電力福島原子力発電所における事故調査・検証委員会メンバー。

子ども一人ひとりの目に映り、全身で体験した「被災者（子ども）にとっての災害」という視点をまず持つことが重要。そのうえで、災害や事故の全体像を把握する。本当の安全対策は、そうした災害や事故の本質を見るパラダイム（考え方の枠組み）を基盤にして立てられるべきであろう。

災害を見る視点

災害とは何だろうか。その問いにどう答えるか、答の出し方は見る者の立場によって、あるいは視点の置き方によって、まるで違ってくるだろう。

仮に私が行政官として、東日本大震災の被害概況をまとめる役割を担っているなら、地震の規模は国内観測史上最大のマグニチュード九・〇、被害の規模は、東北から関東にかけての沿岸部の多くの市町村が大津波によって壊滅的な打撃を受け、死者・行方不明者は一万八六八四人（警察庁調べ、二〇一二年九月一二日現在）に達し（他に避難中や避難生活中の「災害関連死」が二〇一二年三月末までに一六三二人いる）、避難を余儀なくされた人々は東京電力福島第一原子力発電所の事故による放射能汚染地域の住民を含めピーク時には四六万人を超えた、といった統計的なデータを示して、この地震・津波災害がいかに広い地域にわたって深刻な被害をもたらしたかを強調するだろう。ともかく災害関連死を含め二万人以上の人々の命が奪われた悲劇が起きたというわけである。

あるいは、仮に私が原発事故に焦点をあてて調査をする研究者であれば、放出された放射性物質の総量の大きさと、その拡散範囲の広さ、とくに汚染度の高い地域（ホットスポット）が飛び地のように、かなり原発から離れたところにまで広がっていること、住民が戻れるようにするための除染作業は作業量と経費の点でも効果の点でも問題が多く、住民が戻れなくなる可能性の高い高濃度汚染地域がかなりあることなどを指摘して、原発災害が前例のない特異なものであることを強調するだろう。

あるいは、建築物被害に焦点をあてて地震・津波対策の見直しを検討する立場の人から見るなら、各地における地震動の加速度を調べ、その揺れによる鉄筋コンクリート造の建物や木造家屋の壊れ方を調べて、従来の耐震設計の問題点を抽出したり、津波による防波堤や鉄筋コンクリート建築物の破壊状況を調べて、津波に強い建築物・建造物を作るには設計条件をどのように変更しなければならないかを検討することになるだろう。

いずれにせよ、災害の姿のとらえ方は、その人の立場や視点によって、ずいぶん違ったものになるのは、明らかである。では、子どもの視点から災害を見ると、災害はどのような姿になって立ち上がってくるのだろうか。

津波の悲惨と原発事故被害の特異性

そのことを考える前に、今回の東日本大震災の被害状況を整理しておこう。「被害の形」あるいは「もたらされた悲劇の実態」という視点から、津波災害と原発事故のそれぞれについてとらえ直してみると、次のようになろう。

1 津波がもたらした悲惨

●二万人以上の人々の命が奪われたこと。その九〇パーセント以上は津波による溺死《できし》・行方不明だった。

●それら犠牲者一人ひとりと深密なつながりのある、何十倍もの数の生き残った家族や親友や仕事仲間や教師や医療・福祉関係者などのこころに、強烈な恐怖心、ショック、喪失感のトラウマを残したこと。

●片親を亡くしてひとり親となった子どもが、岩手、宮城、福島の三県で一三七二人に上り、また、両親またはひとりだけだった親を亡くした子どもは二四一人を数えているこ

と（厚生労働省調べ、二〇一二年三月二八日現在）。

●小学校や幼稚園・保育園の子どもたちが集団で犠牲になった例がかなりあること。

●在宅の高齢者、病者、障がい者の犠牲が多かったこと。

●消防士（消防団員）、警察官、行政の防災担当者、医療者など、住民の避難誘導にかかわっていた人々の犠牲がかなり目立ったこと。

●沿岸部の市街地や集落がことごとく破壊されて、一面の廃墟《はいきょ》となり、行政機能、経済活動、教育・保育、医療機能、日常生活の維持など、すべてが麻痺《まひ》してしまったこと。それればかりか、将来、同じ被害が繰り返されないように、自治体によって浸水地域に住宅などの建築が禁止されたため、住民は「故郷喪失」とも言うべき二重の喪失感に苛《さいな》まれている。

（一般に、人が生まれ育った故郷というものは、都会などに移住した後でも、あるいは忙しい日常の中では積極的に意識しなくても、人生の原点としてこころの深層に刻まれていて、無意識下でこころの安定剤になっている特別の場なのである。人生の半ばを過ぎて、重い病気になったり仕事に失敗したりしたときに、ふとありし日の故郷での出来事や情景を思い起こして郷愁を感じるのは、故郷というものが〝こころの揺り籠《かご》〟であるからにほかならない。住み慣れた家が失われたばかりか、そこに還《かえ》って家を再建することもできないということは、一義的には経済的な意味での生活の基盤を突き崩されることだが、より深いところでは、人生の精神的な基盤を失うと言ってもよいほどの意味を持つのである。その喪失感を克服するには、新たな故郷とするべき新天地を拓《ひら》くのだという意識の高揚と、それを支える公的な支援が必要となる。）

- 被災地の商業、流通業、工業、漁業などの建物、施設、設備などが地域全体でまるごと失われ、事業者も就労者も生活の経済的基盤を奪われたこと。そうした被災者の中には、転職や移住を余儀なくされた人々が多いが、新たな職探しも容易ではない。
- 住宅ローンや事業資金の借り入れの返済が済んでいないのに、家や施設を失った人々は借金をかかえながら生活や事業の再建をしなければならないという二重苦を背負っていること。
- 医療機関の被害も大きく、もともと高齢者の多い地方だったことも重なって、住民への医療サービスが十分に行き届かなくなったこと。

●人口流出に伴い、自治体の財政収入が激減し、地域の再生に向けての行政の取り組みが厳しくなっていること。

津波の被災地がかかえた問題は、ほかにも多々あるが、主なものだけでも、以上のように一つ一つが深刻である。一九九五年の阪神・淡路《あわじ》大震災においては、直下型地震だったこともあって、家屋の倒壊による圧死が死者全体のほぼ八〇パーセントを占めた。それはそれで大変な惨事だったし、それに加えて、神戸市長田区における広域火災の中で、助けを求めながら火に呑《の》まれていった犠牲者は悲惨だった。これに対し、東日本大震災の悲劇はまるで違う様相を呈したことが、右のように悲劇の実態を箇条書きにして列挙すると明らかになってくる。

また、東日本大震災は、巨大地震そのものによる被害以上に、巨大津波による被害が圧倒的に凄《すさ》まじかったわけだが、それに加えて原発事故の発生がこれまでに経験したことのない広域にわたる深刻な被害をもたらした点で、国家的規模での試練の災害となった。それこそまさに「複合災害」と呼ばれるものだった。では、原発事故によってもたらされた被害の実態はどのようなものであったのか、それを簡潔に整理すると、次のようになろう。

2 原発事故がもたらした悲惨

●政府も自治体（県、市町村）も、「原発は安全」という政策的に作られた神話によって、今回のような重大な事故の発生を想定した住民の避難計画を立てていなかったし、実効性のある避難訓練もしていなかった。また、避難が適切に行なわれるための情報の発表・伝達の方法も未熟なままだった。このため、避難指示が最初の避難対象地域の原発立地の大熊町や双葉町に伝わらず、両町の町長はテレビを見て避難を決意するという混乱ぶりだった。

国が急遽《きゅうきょ》用意した避難用バス約一〇〇台は、大熊町民だけでいっぱいになり、双葉町の人々は役場の自動車やマイカーなどで避難せざるを得なかった。しかも住民たちは長期にわたって帰宅できなくなるとは思いもよらず、着の身着のままといった状態で家を後にした。

さらに翌三月一二日には、二度にわたって避難指示・屋内退避指示の区域が次々に拡大されたり、かなり離れた地域でも放射線量の高いところがあるのがわかったりしたため、最初に近間に避難した人々はさらに遠方に再避難をしなければならなくなり、最大で四回も避難先を変えなければならなかった人々もいた。

●その後、原発から放出された放射性物質が主に流れていったのが北西の方角だったため、原発から三〇キロ以上離れた飯舘村《いいたてむら》などに放射線濃度の高いホットスポットがあることが、やや経《た》ってからわかった。それは原発周辺の多くの住民が避難していったルートだった。つまり放射線被ばくの危険性の一番高いルートを、人々はそれと知らずに避難していったのである。しかも、飯舘村は避難者をさまざまな施設に積極的に受け入れていたので、避難者たちは再び遠方の地域に再避難しなければならなくなったし、飯舘村自体が一カ月以上経ってから計画的避難区域に指定され、五月下旬から六月上旬にかけて、全村民の約九〇パーセントが福島県の内外に集団避難や個別避難をするに至った。

放射性物質の拡散については、SPEEDI《スピーディ》（緊急時迅速放射能影響予測ネットワークシステム）と呼ばれるコンピュータによる計算システムによって、かなりの精度で把握することができる。当初、地震による通信回線の機能停止などにより、十分な機能を発揮できなくなっていたが、それでも放出された放射性物質の拡散方向については、推測することが可能だった。関係機関のスタッフにそのデータを活用しようとする意識がなかったのだ。

●少量あるいは微量の放射線被ばくによる人体への影響については、学問的にもいまだ必ずしも明らかではない。広島・長崎の原爆被爆者の調査データやチェルノブイリ原発事故による放射性物質が拡散した広範な地域住民の健康調査データなどから、放射線量が少量でも子どもがある線量以上の放射線をあびると甲状腺に機能障害が生じる例が多くなるといったことはわかっているが、それ以外の影響については、医学的に確認されていない。放射線医学の専門家の多くは、微量の放射線被ばくについて過度に心配する必要はないと言うが、妊婦や乳幼児をかかえた母親の身になってみれば、未知の影響に対し不安を抱くのは当然のことだろう。

実際、乳幼児をかかえた家族の中には、放射線被ばくの不安から逃がれるために、母子だけでもと福島県外に避難した人たちが少なくなかった。はるか関西や九州、沖縄で長期にわたって避難生活を送っている母子もいる。

●福島県内はかなり広範囲の地域で、放射線量が高くなったため、子どもを屋外で遊ばせることができない状態が続いた。学校や保育園、幼稚園は校庭の土壌が放射性物質で汚染され、かなりの期間、休校や休園にせざるを得なかった。再開後も、体育や遊戯などをすべて屋内でやらなければならない状態が続き、四月下旬から五月にかけてやっと一部の地域から校庭の表土を削り取るなどの除染作業が始められた。

●避難を指示された市街地は人気のないゴーストタウンと化し、農業地帯は耕作が禁じられて荒地と化し、畜産農家は涙ながらに大量の牛や豚を殺処分するか、餓死させるかしなければならなくなった（一旦《いったん》休耕した田畑を肥沃《ひよく》な農地に再生させるには、一年も二年も土起こしや施肥の労力を注がなければならない）。

●森林の放射能汚染を除染するのは、ほとんど不可能に近い。高濃度の汚染森林や汚染休耕地がそのまま存在することは、その汚染の影響を受ける一定の地域は、帰還不可能の廃棄地域とせざるを得なくなる。

●飛散した放射性物質は、原発からかなり離れた地域を含め、農産物や加工食品への汚染をもたらし、出荷時の検査で汚染がわかって、生産者に打撃を与えている。

● 農産物などの風評被害も、生産者にとって打撃は大きかった。

● 核燃料が溶融してしまった原子炉をとりあえず低温状態に安定化させることができたとされるまでの期間が九カ月もかかったことやその根拠があいまいだったことから、避難生活をしている原発周辺の住民をはじめ、広範な地域の人々に、再び核反応を起こしたり爆発したりするのではないかといった不安を与え続けた。

子どもが語る津波の怖さ

今回の巨大津波と原発事故の特異性を、際立った問題に絞って整理すると、以上のようになる。災害の中の子どもが直面する問題を考えるには、まずそのような災害全体の状況の中に子どもが放りこまれるのだということを前提に考えなければならない。その場合、子ども一人ひとりの目に映り、全身で体験した「わたしにとっての災害」という視点が重要である。

そういう視点で東日本大震災の特異点を見直すと、津波災害に関しては、自ら目撃し肌で感じた恐怖体験と肉親をはじめ身近な人々が津波に呑みこまれて亡くなった喪失体験は、深いトラウマになったであろう。さらに自分の家や住み慣れた町（地域）が瓦礫《がれき》の荒野となってしまったこと、自分や家族が大切にしていたものがことごとく失われたこと、生計が不安定になったこと、鉄筋コンクリート造の校舎や公共施設までが無残な廃墟となったこと、仮設住宅などで不便な避難生活を強いられたこと、遠方に個別に避難した家族の場合は、新しい学校や保育園・幼稚園での友達づくりに壁を感じた子どもが少なくないこと、津波浸水地域に家を再建して戻ることのできない「故郷喪失感」に襲われたこと、等々、個人差はあっても、トラウマとなりやすい事柄はあまりにも多かった。

テレビ番組で伝えられた小学生の男の子の涙が私の脳裏に焼きついている。学校が津波被害を受けて使えなくなったため、学校ごと集団で内陸部の学校に同居させてもらうことになったところ、しばらくして三年生のその男の子の親友が家族の都合で単独でさらに遠方に転校してしまうことになった。残された子は、故郷喪失に加えて親友を失うという二重の喪失感に耐えられなかったのだろう、親友が朝のホームルームの時間に、別れのあいさつをした後、激しく泣き出した。いつまでも泣きやまないので、先生が保健室に連れていって休ませたが、三時間も泣き続けたという。

子どもたちの津波体験については、いくつもの記録があるが、ノンフィクション作家の森健氏が避難した人々の取材をするなかで、各地の子どもたちに自分の体験を書き残そうと呼びかけて作文を募った『文藝春秋（平成二三年八月臨時増刊号）つなみ　被害地のこども80人の作文集』の手記は、どれも貴重だ。その中から一編、小学生の体験記を引用させて頂こう。

おもいきり泣いてくれた友達

気仙沼《けせんぬま》市立南気仙沼小学校四年　熊谷《くまがい》祥多《しょうた》

3月11日、6時間目、そう合のじゅぎょうをした。グラッとゆれた。ガタン、つくえがゆれた。グラグラ、みんな、つくえに入った。グラグラ、まだゆれている。先生がドアを開けた。みんながぼうさいずきんをかぶって、じしんがおさまるのを、まっている。

グラグラ、ガッシャン。けい光とうがわれた。2個ぐらいわれた。ようやく地しんがおさまった。もうみんな半なきになった。ぼくも泣きそうになった。まず外に出た。みんな校ていでしゃがんでいる。もうないている人もいた。ウーウーウーという音がきこえた。

「みやぎ県内に大つ波けいほうがはつれいされました」

ときこえた。ぼくも、ないてしまった。

みんな、「大つ波だって、ウエーン」とみんな、なき出してしまう人が大ぜいいた。

もうこわくて、こわくて、たまらなかった。先生たちは、しんぱいそうにぼくたちを見ながら、言った。

「もう波がくるので、お母さんたちがくるので、おちついてください」

先生の声でだんだんおちついてきた。しばらくして、ばあちゃんがむかえにきた。ばあちゃんと、坂をおもいっきり走ってにげた。走って走って、もうヘトヘトだけど坂を上がってにげた。坂からみると家や車やお店がどんどん流されていく。

「ドド、ド、ガシャ」

土けむりが上がって、家がながされていく。じいちゃんは車で妹とにげた。じいちゃんたちといっしょにグラウンドでごはんをたべた。電きがまで、たいたごはんに、しおをかけてたべた。ごはんはあまり好きではなかったけれど、とてもおいしかった気がする。水をのんでテレビを見た。せなかがゾクゾクした。

次の日お母さんが会社から来た。ぼくは、とても、うれしかった。もうなみだが出そうだった。

しばらくして、ぼくの親友が気中に来た。そのとき、おもいきり泣いてくれた。どうしたのときくと、「友達だろ」と言った。

ぼくはうれしくて、うれしくて、たまらなかった。ぼくは、ぼくのために泣いてくれる人こそ、「友だち」だと思った。

この大じしん、大つ波で、友だちがてん校してしまった。クラスの人も、かなりへってしまった。けれど、ぼくはがんばる。

小学校四年にもなると、自分の恐怖体験をここまでリアルに表現することができるのかと、感動を覚える。〈(坂を)走って走って、もうヘトヘトだけど坂を上がってにげた。坂からみると家や車やお店がどんどん流されていく。「ドド、ド、ガシャ」土けむりが上がって、家がながされていく。〉情景が目に浮かび、音まで聞こえてくる。そして何よりも、恐怖におののく祥多君の心模様までが見えてくる。また、お母さんが来てくれた喜びと安心感や、友達が「おもいきり泣いてくれ」るほど自分のことを心配してくれたことが祥多君のこころのトラウマを解放するうえで、とても大きな意味を持ったようにみえる。

子どもを抑圧する放射能汚染

すでに述べたように、原発事故がもたらす被害の規模は、空間(地域)の広がりにおいても、時間(年月)の長さにおいても、スケールが極めて大きく、とりわけ原発周辺の高濃度汚染地域には、今後二〇年も三〇年も住民の帰還ができなくなるという深刻さがある。それに加えて、放射線被害は直ちには目に見えず、影響は時間が経ってからじわじわと表面化していくという性格のものであるため、住民は何とも説明し難い不安感を抱くことになる。

そのような中で受ける子どもの被害もまた多様で複雑な様相を示す。子どもの被害には、比較的はやく目に見える形で顕在化するものと、すぐには目に見えない晩発性のものやころのトラウマ問題がある。しかも、そうした被害は、子ども一人に、どれか一つの影響が出るというよりは、子どもが置かれた状況によって、いくつもの影響が複雑にからみ合ってより深刻なトラウマとなる場合のほうが多いようにみえる。

ともあれ、原発事故によって子どもが受けた影響（あるいは受けつつある影響）を見ると、目立ったものだけでも、次のように多岐にわたる。
（1）母子の危機——胎児・乳児は放射線被ばくの影響を受けやすい。高濃度汚染地域では、事故直後の避難の遅れによる外部被ばく・内部被ばくによる直接的な健康への影響の危険性がある。避難先での出産と直後の新生児ケアをするには、環境条件が悪いため、例えば南相馬《みなみそうま》市の原発から北に二〇キロ以内ないし三〇キロの汚染濃度の高い地域の妊婦たちは、はじめのうちは遠方の避難所で過ごしていたが、出産が近づくと、次々に帰宅して、市内の産科医院で出産した。産科医はそうした出産に備えて、たとえ自分は被ばくしても避難せずに診療を続けた。

さらに産科医は、支援グループを作って資金を集め、新生児を被ばくから守るために、退院した母子の家のまわりの除染をしたり新生児の部屋に含鉛防護カーテンを取り付けたりした他、私立保育園の除染活動にも取り組むなど、親身になった支援活動を行なった。

妊娠中の母親が被ばくへの不安や生活の困難さから精神状態が不安定になり、感情の起伏が激しくなったり抑うつ的になったりすると、胎児は萎縮《いしゅく》して身体の成長が遅れたりこころの発達が遅れたりするおそれがある。これは、災害に限らず、一般的にゆがんだ家庭環境の中で見られることだが、災害時には穏やかだった家庭までが、そうした危機にさらされることになる。
（2）屋外で遊べない――福島県の東部一帯から中部にかけて放射能汚染が広がっていることがわかるや、それらの地域では、学校、幼稚園、保育園の庭をはじめ、市街地でも農村地帯でも、子どもたちが屋外に出て遊んだりスポーツをしたりすることができなくなった。
子どもが思う存分屋外で遊んだりスポーツをすることは、身体の発達にとっても脳の発達にとっても不可欠なことだ。私は、原発事故から一カ月ほど経ってから、子どものこころを支えるプロジェクトに参加して、福島県中部の郡山《こおりやま》市の巨大なイベント施設であるビッグパレットを訪ねた。原発周辺の町から約二五〇〇人の住民が避難していた。一階から三階までの各階の広いスペースは、マットや毛布を敷いてプライバシーを守る仕切りもなく休んでいる人々で埋めつくされていた。人々は先行きのわからない状況の中で疲れ切って暗い顔をしていた。屋外にはしとしとと雨が降っていた。子どもたちは晴れていても、外に出て遊べない日が続いていたが、その日は雨だったから、ますます外に出られなかった。子どもたちは、あちこちに数人ずつ集まって、小さなゲーム機やトランプなどで遊んでいたが、天真爛漫《てんしんらんまん》な笑顔はまったく見られなかった。そのことだけでも、原子力災害の深刻さを感じさせられるものだった。

その後は、学校や幼稚園・保育園の庭の除染が重要な課題になった。

（3）家族の危機――遠方への避難を余儀なくされた地域の家族の状態はさまざまだ。家族全員で移住してしまう例、仕事の都合で父親だけが遠方で単身で働き、母親と子どもは仮設住宅で暮らすという例、父親が新しい仕事を見つけることができないために、これから家族がどう生きていけばいいのか見通しのたたないままでいる例、子どもの放射線被ばくを心配して、父親を残して母子だけで遠方に越してしまった例など、子どもにとっては家族のだんらんを奪われたギスギスした家庭環境になってしまったケースが少なくない。これは子どもの人格形成、人間形成にとって深刻な事態だった。

（4）差別・いじめの発生——福島県外の遠方に避難した子どもたちは、避難先の小中学校に入って、地元の子どもたちと一緒に授業を受けているが、そうした避難児たちの中には、はじめのうち「放射能がいっぱいついている」「放射能がうつる」と言われて、疎外されたりいじめられたりした例が見られた。受け入れ学校の地元の子どもたちへの説明がいかに重要であるかを、教育界に気づかせたと言えるだろう。こういうときこそ、差別を排除する教育の機会ととらえる必要があろう。

（5）故郷喪失——津波被害の項でも指摘したように、住み慣れたわが家や町並み、幼稚園・保育園、小中学校、風景などが失われるということは、こころの拠《よ》り所が踏みにじられ消滅したに等しい意味を持つものだ。同じことは、原発事故によって避難を余儀なくされた周辺の住民についても、言える問題だ。

放射能汚染の場合は、わが家、わが町の形は残っていても、現場に行くと放射線被ばくの危険があるため、自由に近づくことすらできない。しかも、これから二〇年から三〇年はそこに住むことができない。完全な故郷喪失だ。

その喪失感を乗り越えるには、集団移住による新しい故郷としての町づくりができればよいのだが、人口の多さや用地確保と費用調達の困難を考えると、一部を除いて実現の可能性は低い。結局、住民がそれぞれに新しい定住地を探す以外に道はない。子どもたちにとっては、幼なじみの友達と別れ、方言ゆえに差別されるような未知の町に移住するのだから、ストレスは大きい。受け入れ側の学校や幼稚園・保育園の教師や保育士などの愛情のある対応、とくに地元の子どもたちが差別観を持たないようにする指導が重要になってくる。

PTSDの〝発見〟

津波災害と原発事故を子どもに焦点を合わせて見ると、以上のように一般的な被害とは違う問題が多々あることがはっきりと見えてくる。子どものこころや生活に深い影を落とす深刻な問題は今回の東日本大震災ではじめて生じたのかというと、そうではない。子どもを襲う災厄は、地震・津波や原発事故だけではない。戦争、テロ、台風、水害、噴火、大火、航空事故、鉄道事故、交通事故、凶悪事件などさまざまなものがある。ただ、わが国においては、そうした災厄によってもたらされるこころの危機に関して、精神医学や臨床心理の専門家が組織的にケアに取り組んだり、社会に対して啓発活動をするという動きが、欧米に比べるとかなり遅れていた。

ちなみに、私自身の学びを記してみよう。戦争や災害が人々のこころにもたらすトラウマの問題の重要性について、私が気づいたのは、一九八〇年代だった。

そのきっかけの一つは、当時私が取り組んでいた太平洋戦争における日米間の航空戦・海戦の調査・取材だった。日本軍においては、前線で兵士が弱味を見せることは絶対に許されないことだった。最前線で神経症（ノイローゼ）や精神病の症状が出ても、専門的な治療を受けるように配慮されることはほとんどなく、極端な場合には、突撃の先頭に立たされることさえあった。これに対し、米軍においては、神経症や精神病が発症すると、軍医がその兵士を前線からはずして炊事係などの後方要員にまわして休養させ、それでも症状が改善されないと、ハワイに送り返して、精神科の治療を受けさせたのだ。

アメリカにおける精神医学は、第二次世界大戦中に大きく進歩したと言われるが、それは精神医学者たちが前線で戦争神経症の研究と臨床に真剣に取り組んだからだった。

当時の精神医学の成果を集約した古典的な専門書に戦後間もない一九四七年にアメリカで刊行されたエイブラム・カーディナー著『戦争ストレスと神経症』がある。この貴重な歴史的文献を日本の専門家も学ぶべきだと考えて二〇〇四年にみすず書房から邦訳出版したのは、阪神・淡路大震災の被災者のこころのケアに精力を注いだ、神戸大学名誉教授の精神医学者・中井久夫先生と兵庫県こころのケアセンター研究部長（現在はセンター長）の加藤寛《ひろし》先生だ。中井先生のあとがきによると、この本は、「外傷神経症のほとんど唯一の古典」であり、「PTSD概念構築作業の基礎となった」文献だという。

この本からほんの一部を紹介してみよう。

精神科医たちは疲労消耗兵士は後送しないで、本人とその分隊の士気を低下させないようなルーチンによってケアするのがよいことがわかってきた。（中略）こうする利点は、兵士が自尊心を損なわず、戦友に対する面子も保てることであった。また、温かい食事はすばらしい回復剤である。このルーチンは、兵士の居心地をよくし、休息を与え、生きる希望を与えた。これ以上の刺激剤はない。

この引用文は、戦場における精神科医の役割などについて論じている項の一部に過ぎないが、この文を戦場における兵士の代わりに、災害救援活動における自衛隊員とか、事故を起こした原子力発電所の現場における作業員、あるいは超多忙の企業における社員（企業戦士）に置き換えて、文章を少し手直しすれば、まさに現代日本の社会に求められているものは何かという問いに対する答の一端を示しているとさえ言えるだろう。

災害・事故を見る眼の転換

私の学びの次のステップは、オーストラリアの精神医学者ビヴァリー・ラファエルによる『災害の襲うとき――カタストロフィの精神医学』（石丸正訳、みすず書房）が八九年に邦訳版が出版されたのを知って、すぐに読んだことだった。

そのころ、私は日本死の臨床研究会やホスピス建設運動に関する取材を通して、がんなどの終末期医療において残される家族のグリーフワーク（悲嘆を癒す仕事）が重要な課題になっていることを、すでに一〇年ほど前から学んでいた。さらに、一九八五年に起きた日本航空ジャンボ機墜落事故（五二〇人死亡）の遺族たちが、凄惨《せいさん》な墜落現場の状態や遺体との対面から受けたショックと大切な家族を失った悲嘆によってもたらされた深刻なトラウマをかかえて苦しんでいるのを知ったことから、グリーフワークの問題は、災害や事故によって突然大切な家族を失った遺族にとっても重要な課題だと考えるようになっていた。そんな折しも、『災害の襲うとき』を読んだのだ。

『災害の襲うとき』は、すでに七〇年代ころから欧米各国で精神医学者や心理学者らによって積極的に取り組まれるようになっていた、災害や事故や凶悪事件によってもたらされる被災者・被害者・遺族のトラウマとPTSDの問題に関する研究の成果を集大成する形で、問題の全体像を体系的に論じたものだ。それは私にとって災害・事故・事件を見る眼を格段に深めることができた大きな学びだった。

それまでの私は、災害については、建築物の構造とか都市構造や防災対策の問題、避難対策などに重点を置いて関心を向けていたし、事故については、組織やシステム、機械装置の構造的な事故原因や失敗のヒューマンファクターの問題に関心を向けていた。それはそれで災害や事故の再発を防ぎ安全な社会を構築するうえで中心的な課題ではあった。しかし、『災害の襲うとき』で目を開かされたのは、災害や事故にかかわる問題を考えるにあたっては、どんな個別テーマを対象にするにしても、被災者・被害者のこころの問題を含む全体像を必ず視野の中に入れておかなければならないという基本的なものの見方についてだった。

災害や事故の全体像を見るとは、まず、事故の原因については、直接的な原因だけでなく、直接的な原因となった人間のエラー、故障、欠陥を生じやすくしていた背景要因をはじめ、組織の経営の問題点、組織の安全文化の問題点、さらにそうしたエラー、故障、欠陥が生じてもそれが事故に発展しないようにするバックアップ・システムやフェールセイフ・システムは万全であったかという問題についても検証する眼を持つことである。と同時に、被害についても、その全貌《ぜんぼう》を把握するとともに、そのような被害の発生を防いだり、被害の拡大を防いだりする対策が欠けていた問題についてまで検証する眼を持つことである。しかも、被害の全貌とは、死傷者の数を把握するだけではない。犠牲者が死なないでも済んだ条件（サバイバル・ファクター）を探る調査や、遺族や負傷者がどのようなトラウマをかかえたり、どのようなＰＴＳＤに陥ったかというこころの被害の実態についても、しっかりととらえる問題意識を持つことが求められる。そこまで視野を広げることによって、はじめて災害とは何か、事故とは何かという問いの本質に迫ることができるのだ。

これは、決して大袈裟《おおげさ》でなく、これまで全体の数量的な概況でしかとらえない傾向の強かった災害や事故を見るパラダイムの転換と言えるものだ。

従来は、個別性の強い被害者一人ひとりの実態というものは、災害や事故の全貌をとらえる調査・検証の視野（枠組み）の中に入っていなかった。事故であれば、被害者というものは原因企業が損害賠償の対象として交渉する相手と位置づけるだけだった。しかし、被害者の発生そのものや被害者が背負う長期にわたるこころの傷の問題を、事故の重要な構成要素として位置づけると、その実態から逆に振り返ることによって、そうした事態の発生を防ぐための備えをしていなかった原因企業の経営レベルでの意識の欠落や組織的な取り組み・技術的な取り組みの欠陥などが浮き彫りになってくるし、被害者を継続的に支えるべき原因企業の責任も明確になってくる。そもそも事業のシステム設計の段階で、仮に事故が起きて自分の家族が巻きこまれて被害を受けることになる事態を想定すれば、この程度の安全対策では駄目だと気づいて、対策を立て直すだろう。

子どものこころのケアの歴史

被害者の中でも、とくに子どものこころのケアに関して、私が目を開かされたもう一つのきっかけがある。一九八六年一月、アメリカのスペースシャトル・チャレンジャー号爆発事故だ。打ち上げ一分一三秒後、高度一万四〇〇〇メートルに達したとき、大爆発を起こして空中分解し、乗組員七人全員が死亡した。

テレビ生中継中に起きた爆発事故だっただけに、全米の人々が受けたショックは大きかった。とくに、チャレンジャー号にははじめて女性高校教師C・マコーリフ先生が乗り組み、宇宙からテレビ中継で授業をすることになっていたので、全米の学校の子どもたちが打ち上げの様子をテレビで見ていた。ところが、マコーリフ先生が乗っている宇宙船がテレビ中継画面の中で物凄い爆発をしたのだ。その瞬間、全米の学校で悲鳴が湧《わ》き起こった。

子どもたちの中には、身をふるわせて泣き伏す者が少なくなかったという。激しいショックを受けたことは確かだった。

直ちに学校カウンセラーの活動が始まった。アメリカでは、そのときから遡《さかのぼ》ること二三年前、六三年一一月にケネディ大統領がテキサス州ダラス市でオープンカーでパレード中に狙撃される暗殺事件が起きたとき、やはりテレビでその瞬間をとらえたフィルムの生々しい映像が放映された。各地でその惨劇の映像を見た子どもたちの中に、その後、不眠、夜驚、母親への過度の甘え、集中力欠如、不安神経症などの精神症状を示す子どもがかなりの数に上った。そうした子どもたちのこころのケアや親たちに対する助言に当たった精神科医やカウンセラーの提言を受けた各州は、不測の事態が発生した場合に備えて、郡（カウンティ）単位で学校を対象とするカウンセラーを配置するようになった。そのシステムが、チャレンジャー号爆発事故のとき、活《い》かされたのだ。

アメリカの学校では銃乱射などの凶悪事件が多発しているが、その恐怖体験のトラウマをかかえた子どもたちに対して、教師が異常な反応を示す子どもを敏感にとらえ、すぐにカウンセラーが対応するという態勢が作られ、有効に活かされている。

では、日本における災害・事故・事件の被災者・被害者に対するこころのケアの取り組みはどのように形成されてきたのか。その組織的な取り組みが展開されたのは、死者が六四三四人に上った一九九五年一月の阪神・淡路大震災が最初だったが、その二年前、九三年七月の北海道南西沖地震による奥尻島《おくしりとう》津波災害（地震・火災・津波による死者・行方不明者計一九八人）の後、被災者たちが背負ったPTSDの調査とこころのサポートに取り組んだ聖マリアンナ医学研究所カウンセリング部部長（現・武蔵野大学教授）の藤森和美さんらの活動について注目する必要があろう。

藤森さんらの活動は、先駆的なもので、被災者たちが恐怖と喪失の深いトラウマからさまざまな症状のPTSDを発症した経過を把握することによって、日本ではじめての災害被災者のこころのケアのハンドブックを作った。そして、このハンドブックが阪神・淡路大震災で活用されることになったのだ。このようにたとえ規模は小さく研究者の個人的レベルの活動であっても、被災者の切実なニーズと時代の流れを見据えた先駆的な取り組みというものは、いずれ社会的に役に立つ時期が来るものだ。その後藤森さんは、二〇〇一年の大阪府池田市にある大阪教育大学附属池田小学校に凶漢が侵入して、多数の児童を殺傷した事件では、恐怖体験によるトラウマに苦しんだ子どもたちのこころのケアにもかかわった。

阪神・淡路大震災は、専門家の間においても一般の人々の間においても、災害被災者のこころのケアへの取り組みが社会的に重要な課題なのだという認識が一気に広まった災害だった。トラウマやPTSDという心理学の用語が、新聞や放送でしばしば登場するようになったことから、新しい時事用語であるかのように広く知られるようになった。そのことは、この国が災害や事件の多い国であるにもかかわらず、被害者がかかえこむこころの傷の問題がそれまで社会的にほとんど認知されていなかったことを示すものでもあった。その背景には、辛《つら》い体験によってこころがへし折れるのは、弱い人であって恥ずかしいことだという誤った考え方が、日本人の間に一般的だったという事情もある。

精神科医や臨床心理士などは、被災者や一般の人々に、こころの傷は誰でも大なり小なり経験することであって、トラウマをかかえこむのは自然なことであり、それがPTSDに進行しないようにするには、ひとりで悩まないで、早期に専門家に相談するのがよいと、メディアや本を通じて啓発活動に力を入れるようになった。

専門家によるこころのケアに関する啓発書も多く書かれるようになったが、それらの本の中でとくに子どものこころのケアについても積極的に取り上げた本は、私の手許にあるものだけでも、安克昌《あんかつまさ》著『心の傷を癒すということ』（作品社、一九九六年。二〇一一年に増補改訂版）、人見一彦著『阪神大震災のメンタルヘルス――子供のケアを中心に――』（金原《かねはら》出版、一九九六年）、こころのケアセンター編『災害とトラウマ』（みすず書房、一九九九年）、藤森和美編『被害者のトラウマとその支援』（誠信書房、二〇〇一年）、清水將之著『災害の心理――隣に待ち構えている災害とあなたはどう付き合うか』（創元社、二〇〇六年）などがある。いずれも被災地で被災者のケアや支援に取り組んだ専門家の報告だ。

これらの啓発書で注目したいのは、こころの危機をもたらす災害とは、地震、津波、水害などの自然災害だけに限らず、戦争、事故、犯罪、DV（家庭内暴力）、虐待、いじめなど多岐にわたるという点だ。子どもの立場でこれらすべてを包括する言葉としては、自然災害に限定して受け取られがちな災害という用語より、災厄という言葉を使ったほうがまぎらわしくなくていいと私は思うのだが、こころの専門家が人間に降りかかってくる事件を総称して「災害」と言うのだから、ここではそれに従うことにしよう。

三・一一　子どもたちの現場

これらの著書でつぶさに述べられているように、阪神・淡路大震災における多くの専門家たちによる被災者のこころのケアへの取り組みは、災害被災者がかかえこむこころの問題についてのこの国の人々の認識を正しい方向に向かわせるとともに、災害発生時における専門家や教育・保育関係機関の取り組みのあり方を示す役割を果たしたと言える。

とくに注目したいのは、次の二点だ。一つは、こころのケアへの取り組みは、ＰＴＳＤの症状が出ないうちに早くから着手することによって、ＰＴＳＤに陥るのを予防するのが重要だということ。もう一つは、こころのケアへの取り組みは、精神科医や臨床心理士や児童相談員といった専門家だけの仕事ではないということ。避難所や仮設住宅におけるさまざまな支援活動もＰＴＳＤ防止に有効な役割を果たすのである。疲れ切った被災者への足湯ボランティアやマッサージ・ボランティア、傾聴ボランティア、茶菓子のあるふれ合いテント、仮設住宅地での催し物、子どもたちのための遊びのボランティア、絵本読み聞かせなど、多様な支援活動が、一人ひとりを孤立させたりとじこもったりするのを防ぎ、こころを解放するうえで大きな効果をあげることが、実践を通して明らかになっている。

また、教育や保育の行政組織が子どもたちの被災後の状況把握とこころのケアに組織的に取り組むことの重要性も、広く認識されるようになった。ちなみに二〇〇四年一〇月、新潟県の山古志村《やまこしむら》（当時）や小千谷市《おぢやし》などで多数の地滑り被害などが発生した新潟県中越《ちゅうえつ》地震の際には、新潟県教育委員会が地震発生直後と二カ月後の二回にわたって、被災地の小中学校三二八校の児童・生徒約七万三〇〇〇人を対象に、地震の心理的影響を把握するアンケート調査を行なった。そのアンケートの記述内容と担任教師の観察報告をもとに、県教委が臨床心理士を現地に派遣し、不安、不眠、食欲減退、いらいらなどを訴える子どもへのカウンセリングを行なった。範囲の限られた中山間地域の地震だったにもかかわらず、一回目のアンケートの後にカウンセリングを行なった児童・生徒は約一二〇〇人に上り、二回目のアンケートでもカウンセリングを必要とした児童・生徒はなお七〇〇人以上いた。各学校では親たちとの連絡を密にして、そうした子どもたちがＰＴＳＤに陥らないように努めたという。さらに文部科学省は被災地の教師たちを支援するため、支援の教員一四七人を各学校に臨時に配置した。

災害に遭遇した子どもに対する専門家や教育・保育関係者のケアの取り組みは、以上に見てきたように、この十数年の間に大きく進展してきたと言える。そうした歴史的流れの中で、東日本大震災が起きたのだ。この災害では、総数ではこれまでにない規模の医療関係者やこころのケアの専門家が、組織的な派遣や個人的な専門家ボランティアとして被災地に入った。しかし、大津波被災地にしても、原発事故による放射線被ばくを避けるための住民の避難先にしても、地域が一カ所ごとに遠方に離れていて、アクセスも容易でないうえに、それぞれに医療状況の違いや避難者たちの人間関係の違いなどがあって、災害発生後しばらくの間は、さまざまな混乱が続いた。

そうした現地の状況は、心に関する専門誌や報告書、手記など色々な形で報告されている。ここでは現場の生々しい状況を各地の看護師一八三人が記した体験記を六八九頁の大冊にまとめた日本看護協会出版会編集部編『ルポ・その時看護は　ナース発　東日本大震災レポート』（日本看護協会出版会、二〇一一年九月）から、子どものケアに関する記述を引用させて頂く。

●岩手県立南光病院看護師長補佐・鈴木貴子さんの「『こころのケアチーム』の活動を通して」より。

私たち「こころのケアチーム」の活動としては、①町の保健師リーダーとの連携、②避難所の代表者や保健師との連携とこころのケアチームの広報活動、③神奈川県チームからの引き継ぎと継続巡回、訪問していない避難所への巡回、④他のこころのケアチーム、医療機関等との連携、⑤診療・処方・相談、を目的とし、スムーズに次のチームへの引き継ぎができるよう活動しました。（中略）

私たちが訪れた大槌町《おおつちちょう》は、早期に被災した子どもたち自身がボランティアを始めた地区なので、疲労による互いの小さなトラブルが既に出てきていました。避難所で子どもたちと遊んでいたとき、5歳くらいの男の子が「祖母を殺す」という話を淡々としていました。それに対して、高学年の子はなんの反応も示していませんでした。また、「親を探しに行く」と言って、夜になると外に出て行こうとする幼児の話も聞きました。子どもにはていねいにフォローしていく必要があると思います。

このような記述から、被災地では県全体の「こころのケアセンター」と言うべきコーディネート拠点が早期に作られ、遠隔地である各被災地においても、比較的早い時期から関係機関や専門家・医療関係者によるこころのケアへの組織的な取り組みが開始された状況が窺えると同時に、子どもの心の把握とそのケアにも視線が向けられていることがわかる。と言っても、子どものこころのケアが整然と実践されたわけではない。大災害ならではの困難を、現場で支援にかかわる専門家や医療関係者の一人ひとりが痛切に感じたことも事実である。

●前掲書『ルポ・その時看護は　ナース発　東日本大震災レポート』に収録された福島県立医科大学附属病院の看護師ら一〇人による「地震・津波・原発事故への対応――福島県立医科大学附属病院の活動記録」の中の渡邊佳代子さんによる「小児科病棟で患児・家族にかかわって」より。

地震により子どもたちが見せる反応も様々でした。余震が起こるたびに母親から離れようとせずしがみつくように抱きつく子ども、普段どおりに遊び笑顔を見せてくれる子ども。同じような年齢の子どもでも、見せる反応は様々でした。中学生でも夜間になると不意に泣いてしまったり、口数が少なくなり笑顔を全く見せなくなったり、お腹が痛いなどの体の不調として変化が表れる子どももいました。今回のような危機的状況を体験した場合、子どもたちが「泣く」「怒る」などといった表現や体の不調で、自分の中にある地震に対する恐怖や不安を表出することは予測していたつもりでした。しかし、大丈夫であろうと考えていた子どもが見せた不意に涙を流すなどの予想外の反応に、私自身がとまどいました。（中略）

自分は（未曾有《みぞう》の大災害の中で）どんな働きができただろうと考えると、正直思いつきません。地震後より様々な反応をみせる子どもたちを前にしたとき、恐怖や不安を乗り越えようとしている子どもたちに私はどんなケアをすべきだったか、どんなケアができたのだろうか、と考えます。この震災を経験した自分だからこそ、自分にしかできないこともあると感じています。この震災をもう一度ゆっくりと振り返り、看護職として何が求められていたかを考え、今後の看護に活かしていきたいと思います。

子どもの未来、大人の責任

さて、災害時の子どものこころの問題について論じようとすると、子どもならではの感性のナイーブさゆえに生じるトラウマやＰＴＳＤの側面ばかりを強調しがちだが、大人は子どもが本来持っているこころの柔軟な可塑性、生きようとする力、ナイーブな感性と他者への思いやりなどにも目を向け、そうした可能性を積極的に引き出す向き合い方や環境づくりに取り組むことを忘れてはならないだろう。

東日本大震災の被災地の小中学校や高校では、合唱・合奏などの音楽コンクールやスポーツ大会やさまざまな競技大会を目指して、津波で犠牲になった仲間たちや原発事故で遠方に避難や移住を余儀なくされた仲間たちの分まで頑張ろうと、懸命に練習に励む姿が見られた。

福島県の小さな町である矢祭町《やまつりまち》では、子どもの読書活動の推進役を担う「子ども司書」という制度を設け、毎年四年生から六年生までの応募児童から十数人を選んで、「子ども司書」に任命している。その「子ども司書」たちが自らの発案で、原発事故で福島県広野町の大勢の子どもたちが避難している埼玉県三郷市の小学校まで出かけて行き、絵本の集団読み聞かせをして励まし、交流を深めるという活動をした。

福島県郡山市では、市の子ども部・教育委員会、保健所、小児科などの医療従事者、子ども図書館、読み聞かせなどのボランティアグループなど、子どもの教育・保育・保健にかかわる幅広い関係者が、震災と原発事故から間もない三月下旬に、はやくも「郡山市震災後子どもの心のケアプロジェクト」を立ち上げた。このプロジェクトには、乳幼児精神保健学会会長で慶應義塾大学医学部小児科講師の渡辺久子先生らの専門家が〝応援団〟を作って助言や背中を押す役目を果たしている。私も渡辺先生に声をかけられて絵本活動の面で、その〝応援団〟の一員になっている。

現地でプロジェクトの中心になっている小児科医の菊池信太郎先生らは、放射能汚染のために屋外で思いっきり遊ぶことのできなくなった子どもたちが身体とこころの両面の成長が遅れることを懸念して、屋内で遊べる場を大人は作ってやらなければならないという呼びかけを始めた。その活動は、みごとに結実した。東北地方各地に大型スーパーのチェーン店を持つヨークベニマルの社長さんが、元は店舗だった一九〇〇平方メートルもある大きな長方形の倉庫の建屋をそっくり無償で貸与してくれることになったのだ。

　郡山市は災害交付金の一部を使って、内部をさまざまな遊びのできるように突貫工事で整備し、その年一二月にはオープンに漕ぎつけることができた。「ペップキッズこおりやま」と名づけられた内部の広々とした施設は、駆けっこのできるランニングコースやトランポリンに似たはじけるエアトラック、赤ちゃんたちのベビーゾーンなどが配置されているが、一番の人気は広い砂場だ。オープン直後、砂場で遊びに熱中するわが子を見た親たちの中には、「この子がこんな笑顔を見せるのは、三月一一日以来はじめてです」と、涙を流す母親もいた。利用者は最初の一カ月で四万人を数えた。スーパーの倉庫が元気な子どもたちの声が響く楽園に変貌したのだ。

　こうしたさまざまな子どもたち自身の元気を取り戻す活動や大人たちの子ども支援活動から見えてきたものは何か。それは、明日を生きる子どもたちのために、大人たちはどうあるべきか、その根源的な価値観の見直しを問われているということではなかろうか。

おわりに

「二〇一一・三・一一」という歴史的大惨事のあと、とても読みきれないほどの関連書が世に出ました。メンタルヘルス関連の書物も何冊か刊行されています。

惨事が発生して一カ月余りのころに企画が始まったこの書物も、翌年初めには書店に並ぶことを予定していました。しかし若干の事情によって大幅な刊行の遅れが生じることになりました。

新書読者に読みやすさをもお届けしたいと考え、各執筆者の原稿に編者が大胆な筆を入れ、重複の削除など本質を変えることのない範囲で変更を加えました。文体というか文章の流れを均質で滑らかなものとするための修正も行ないました。執筆者には申し訳なく思っておりますけれど、読者には読みやすさをお届けできたと思います。

これまで一〇〇年ばかりの間に起こった大災害では、一五年戦争は別として、三・一一は多くの点で様相が異なります。復興支援も、もうとっくに長期支援の段階へと進んでいるはずの時期です。だけど未だに、中期的な支援をも必要としている地域が少なくありません。子どもの学校生活については、中期にさえ至っていないところもあります。

加えて、災害はいつ生じるかわからぬものです。災害が生じればどう判断し行動する必要があるのか、市民一人ひとりが常時考えておかねばならないと、二〇一一年三月にわれわれは学習しました。

そのことに本書が役立つことができれば、執筆者一同の大きな喜びとするところです。

二〇一二年九月

清水將之

清水將之（しみず　まさゆき）
一九三四年兵庫県生まれ。児童精神科医。三重県特別顧問。

柳田邦男（やなぎだ　くにお）
一九三六年栃木県生まれ。作家。代表作に『マッハの恐怖』『ガン回廊の朝』など。

井出　浩（いで　ひろし）
一九五二年兵庫県生まれ。児童精神科医。関西学院大学人間福祉学部教授。

田中　究（たなか　きわむ）
一九五六年兵庫県生まれ。児童精神科医。神戸大学大学院医学研究科准教授。

災害《さいがい》と子《こ》どものこころ

集英社新書〇六六三I

二〇一二年一〇月二二日　第一刷発行

著者……清水將之《しみずまさゆき》／柳田邦男《やなぎだくにお》／井出《いで》　浩《ひろし》／田中《たなか》　究《きわむ》

発行者……加藤　潤

発行所……株式会社集英社
東京都千代田区一ツ橋二-五-一〇　郵便番号一〇一-八〇五〇
電話　〇三-三二三〇-六三九一（編集部）
〇三-三二三〇-六三九三（販売部）
〇三-三二三〇-六〇八〇（読者係）

装幀……原　研哉

印刷所……凸版印刷株式会社　製本所……株式会社ブックアート

定価はカバーに表示してあります。

ISBN 978-4-08-720663-0 C0236

Printed in Japan

教育・心理——E

a pilot of wisdom

科学——G

博物学の巨人 アンリ・ファーブル　奥本大三郎
物理学の世紀　佐藤文隆
星と生き物たちの宇宙　平林久／黒谷明美
帝国ホテル・ライト館の謎　山口由美
臨機応答・変問自在　森博嗣
農から環境を考える　原剛
匂いのエロティシズム　鈴木隆
生き物をめぐる4つの「なぜ」　長谷川眞理子
物理学と神　池内了
全地球凍結　川上紳一
カラス なぜ遊ぶ　杉田昭栄
ゲノムが語る生命　中村桂子
いのちを守るドングリの森　宮脇昭
安全と安心の科学　村上陽一郎
松井教授の東大駒場講義録　松井孝典
論争する宇宙　吉井譲
郵便と糸電話でわかるインターネットのしくみ　岡嶋裕史
深層水「湧昇《ゆうしょう》」、海を耕す！　長沼毅
時間はどこで生まれるのか　橋元淳一郎
スーパーコンピューターを20万円で創る　伊藤智義
脳と性と能力　カトリーヌ・ヴィダル／ドロテ・ブノワ＝ブロウエズ
非線形科学　蔵本由紀
欲望する脳　茂木健一郎
大人の時間はなぜ短いのか　一川誠
雌と雄のある世界　三井恵津子
ニッポンの恐竜　笹沢教一
化粧する脳　茂木健一郎
美人は得をするか 「顔」学入門　山口真美
電線一本で世界を救う　山下博
量子論で宇宙がわかる　マーカス・チャウン
我関わる、ゆえに我あり　松井孝典
挑戦する脳　茂木健一郎

集英社新書　好評既刊

医療・健康――I

手術室の中へ	弓削孟文
「健康」という病《やまい》	米山公啓
鍼灸《しんきゅう》の世界	呉　澤森
残り火のいのち　在宅介護11年の記録	藤原瑠美
赤ちゃんと脳科学	小西行郎
病院なんか嫌いだ	鎌田　實
うつと自殺	筒井末春
人体常在菌のはなし	青木　皐
希望のがん治療	斉藤道雄
医師がすすめるウオーキング	泉　嗣彦
病院で死なないという選択	中山あゆみ
働きながら「がん」を治そう	馳澤憲二
インフルエンザ危機《クライシス》	河岡義裕
よくわかる、こどもの医学	金子光延
心もからだも「冷え」が万病のもと	川嶋　朗
知っておきたい認知症の基本	川畑信也
子どもの脳を守る	山崎麻美
「不育症」をあきらめない	牧野恒久
貧乏人は医者にかかるな！　医師不足が招く医療崩壊	永田　宏
見習いドクター、患者に学ぶ	林　大地
禁煙バトルロワイヤル	太田　光　奥仲哲弥
専門医が語る　毛髪科学最前線	板見　智
誰でもなる！　脳卒中のすべて	植田敏浩
新型インフルエンザ　本当の姿	河岡義裕
医師がすすめる男のダイエット	井上修二
肺が危ない！	生島壮一郎
ウツになりたいという病	植木理恵
腰痛はアタマで治す	伊藤和磨
介護不安は解消できる	金田由美子
話を聞かない医師　思いが言えない患者	磯部光章
発達障害の子どもを理解する	小西行郎
先端技術が応える！　中高年の目の悩み	横井則彦

a pilot of wisdom

ヴィジュアル版――V

江戸を歩く　田中優子　写真・石山貴美子
ダーウィンの足跡を訪ねて　長谷川眞理子
フェルメール全点踏破の旅　朽木ゆり子
謎解き 広重「江戸百」　原信田実
愉悦の蒐集 ヴンダーカンマーの謎　小宮正安
直筆で読む「坊っちやん」　夏目漱石
ゲーテ『イタリア紀行』を旅する　牧野宣彦
奇想の江戸挿絵　辻惟雄
「鎌倉百人一首」を歩く　尾崎左永子　写真・原田寛
神と仏の道を歩く　神仏霊場会編
直筆で読む「人間失格」　太宰治
百鬼夜行絵巻の謎　小松和彦
世界遺産 神々の眠る「熊野」を歩く　植島啓司　写真・鈴木理策
熱帯の夢　茂木健一郎　写真・中野義樹
藤田嗣治 手しごとの家　林洋子
聖なる幻獣　立川武蔵　写真・大村次郷
澁澤龍彦 ドラコニア・ワールド　澁澤龍子・編　沢渡朔・写真
フランス革命の肖像　佐藤賢一
カンバッジが語るアメリカ大統領　志野靖史
完全版 広重の富士　赤坂治績
ONE PIECE STRONG WORDS［上巻］　尾田栄一郎　解説・内田樹
ONE PIECE STRONG WORDS［下巻］　尾田栄一郎　解説・内田樹
天才アラーキー 写真ノ愛・情　荒木経惟
藤田嗣治 本のしごと　林洋子
ジョジョの奇妙な名言集Part1～3　荒木飛呂彦　中条省平
ジョジョの奇妙な名言集Part4～8　荒木飛呂彦
ロスト・モダン・トウキョウ　生田誠

a pilot of wisdom

集英社新書　好評既刊

妻と別れたい男たち
三浦 展　0650-B
離婚したい男性は四割弱？ 首都圏の既婚男性二〇〇〇人以上の調査から浮き彫りになる男たちの本音とは？

挑戦する脳
茂木健一郎　0651-G
時代の閉塞感が高まる今こそ、人間の脳が持つ「挑戦」という素晴らしい能力が生きてくる。著者渾身の書！

自分を抱きしめてあげたい日に
落合恵子　0652-C
つらい時に著者を救ってくれた言葉たち。非情で残酷なこの時代に、社会を拓く「希望」への道筋を綴る。

「最悪」の核施設 六ヶ所再処理工場
小出裕章／渡辺満久／明石昇二郎　0653-B
「原発が一年で放出する放射能を一日で放出する」と言われる施設の欠陥と直下の活断層の危険性を暴く！

その未来はどうなの？
橋本 治　0654-C
テレビ、出版、シャッター商店街、結婚、歴史、民主主義……等、「分からない」が山積する諸問題に挑む！

ナビゲーション「位置情報」が世界を変える
山本 昇　0655-B
人類にとって自分の現在位置を知ることは重要な問題だった。羅針盤からGPS、スマホまでの驚愕の物語。

同期生「りぼん」が生んだ漫画家三人が語る45年
一条ゆかり／もりたじゅん／弓月 光　0656-N〈ノンフィクション〉
一九六七年「第一回りぼん新人漫画賞」を受賞した三人。それぞれの漫画人生から見えてくる少女漫画史！

視線がこわい
上野 玲　0657-B
日常生活で私たちは「見る」「見られる」という行為に常に晒されている。現代的なストレス発生源を考える。

静かなる大恐慌
柴山桂太　0658-A
グローバル経済の暴走が招く、社会の不安定化と経済の脆弱化。このショックを日本はいかに生き抜くか。

世界文学を継ぐ者たち
早川敦子　0659-F
旧植民地からの声やホロコーストの沈黙から芽吹いた言葉。注目の五人を最先端の翻訳理論とともに紹介。

既刊情報の詳細は集英社新書のホームページへ
http://shinsho.shueisha.co.jp/